どうすれば
選ばれる病院・医院に
なれるのか

医療のマーケティング教科書

岩崎邦彦
Kunihiko Iwasaki

日本経済新聞出版

はじめに

医療なき地域はありえない

「病院がなくなれば、この地域に住むなということと同じ」
「地域とのつながりなくしては、病院は成り立たない」

これらは地域で暮らす生活者と医師の言葉である。「人々の健康」も「地域の健康」も、医療機関なしには考えられないということだろう。

筆者は、マーケティングを通して〝地域の元気〟に貢献することを研究の軸と考えてきた。地域の中小企業、農業、観光などのマーケティング研究とともに、十余年にわたり調査研究を続けてきたのが医療分野のマーケティングである。

生活者の暮らしと健康を守る医療機関は、地域にとって欠かせない存在である。医療者の方々の献身的な努力により、地域の生活が支えられている。超長寿社会の到来によって、コミュニティの核として地域の医療機関が果たす役割はますます高まっていくはずだ。

だが、医療機関の経営の現状をみてみると、少子化、人口減少などの環境の変化によって、病院や医院の競争は激化している。

病院の医業収支をみると、その過半数が赤字に陥っている。倒産・休廃業・解散で消滅する医療機関も少なくない。再編統合の必要性を指摘される病院も全国各地に存在している。

医療機関にも、マーケティング的な発想が欠かせない時代がきているということだろう。

- **どうすれば、「選ばれる医療機関」になることができるのだろうか。**
- **どうすれば、患者に「また行きたい」と思ってもらえるのだろうか。**
- **どうすれば、「地域に愛される医療機関」になることができるのだろうか。**

どの医療機関に行くのかを最終的に決めるのは、生活者・患者である。生活者の目線・患者の目線なくして、選ばれる病院や医院になることはできない。

以前、全国の生活者に「サービスに不満を持った経験」を聞いてみたところ、「飲食店」に次いで多くあがってきたのは、「病院」である。医療機関の現状に「満足している」生活者はどれだけいるだろうか。「ぜひ行きたい」と思う医療機関はどれだけあるだろうか。

もちろん「個々」でみれば、患者の満足度が高い医療機関、地域から高い支持を得ている医療機関は存在している。だが、「全体」としてみれば、患者対応や地域との関係構築など、**マーケティング的な課題を抱えている医療機関が多数ある**ことは否定できない事実だろう。


いざ病気になったときに、「**この病院だから行きたい**」「**この医院だから行きたい**」と思われる医療機関になるためには、何が必要なのだろうか。

本書では、「生活者目線・患者目線」で、病院や医院など医療機関のマーケティングの方向性を検討していきたい。

医療者と利用者のギャップ

「生活者の論理」と「医療の論理」は、必ずしも一致しない。実際には、大きく異なることもある。医療機関の「常識」が、生活者にとっては「非常識」かもしれない。以下は、筆者の講義に参加していただいた医療関係者の声である。

「患者にとっては当たり前のことが、立場が逆になるだけでこんなにも離れてしまうのか」（病院事務部長）

「業界の人と一般の人が思うことがかなり異なっていることに驚きました」（看護師）

「医療者目線と消費者目線は違うことに気付いた。普段の仕事の中では意識したことがなかった」（医師）

「立場が変わると見え方も変わるんだなあと思いました」（看護師）

「病院のマーケティングなど考えたことがなかった。〝患者側から見た病院〟をきちんと把握することが必要だと思った」（医師）

もしかすると、「病」を起点に考える医療機関と、「自分の生活」を起点に考える患者・生活者との間には、決定的な認識の違いがあるのかもしれない。常識に「？」をつけることが必要だろう。

生活者と医療機関との間にある「ギャップ」がわかれば、選ばれる病院・医院になるために進むべき道が見えてくるはずである。

本書では、生活者・患者が求める医療機関の「理想の姿」と「現状」との間にある

図表0−1

本書のマーケティングの視点

現状と理想の姿の間にあるギャップを解消し、選ばれる医療機関をつくる

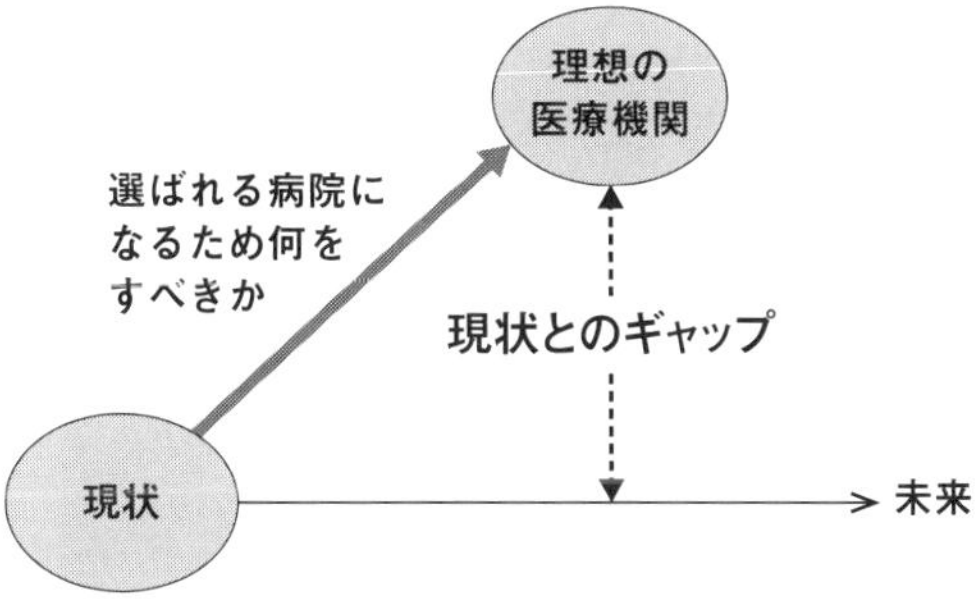

ギャップを明らかにし、どうすればそのギャップを埋めることができるのかを考えていきたい（図表0−1）。

本書の特徴

従来、医療の在り方は、医療サイドから議論されることが多かった。だが、医療機関のイノベーションや、医療機関の未来を考えるためには、「業界の常識」や「業界の枠」にとらわれない発想も必要になるはずである。筆者は医療界の人間ではないため、業界の常識や枠に縛られることもない。これを「強み」と考えて、研究を進めてきた。

本書は、既存のマーケティング理論を、単に医療分野に当てはめたものではない。全国の生活者・患者・医療者を対象に実施した独自の調査（注）を利用して、〝医療機関ならでは〟のマーケティングの方向性を検討している。

本書で提案する医療機関のマーケティングの方向性は、多くの病院や医院で実践できるはずである。定量的な調査データは統計的な検証を行い、分析結果には客観性と普遍性を確保するようにした。

統計データだけでは、伝わりにくいこともある。そこで、各章ではアンケートから得られた生活者、患者、医療者などの声を適宜紹介し、定量的なデータを補完している。掲載した患者や医療者の声は、汎用性をできるだけ担保するため、同じ意見が複数の人々から得られたものに限っている。掲載された数々の声は、決して特殊なものではない。

医療機関に対する意見の中には、厳しく感じるものもあるかもしれないが、もちろん、これは医療者の方々の日々の努力をないがしろにするものではない。患者や生活者の視点を取り入れることによって、医療者の努力は、さらに実り多いものになるはずである。

本書の執筆にあたっては、できる限りわかりやすいマーケティングの書になることを目指した。専門用語や、一般化していないカタカナ言葉は極力使わず、読みやすく、理解しやすく、医療の現場で活用してもらえる本になるよう心掛けた。

未来の医療機関を考える

医療のマーケティングに関する調査研究を始めた当時、手元にあった国語辞典で「病院」という言葉の意味を調べてみたら、次のように書いてあった。

びょういん【病院】　大勢の患者を収容して診察・治療を行う施設

患者がこの定義を読んだとすると、どのような気持ちになるだろうか。治そう、生きようと前向きな気持ちになれるだろうか。希望を与えてくれるだろうか。おそらく、多くの人は暗い気持ちになり、気が滅入ってしまうのではないか。

その理由は、既存の病院の定義には生活者・患者からの目線が欠けているからだろう。**「大勢」という人はいない。「患者」という名前の人もいない。**患者一人ひとりが感情と個性を持った人間である。**「収容して」とあるが、収容されたい人などいない**はずだ。

ここに必要なのは、「はじめに生活者ありき」「はじめに患者ありき」のマーケティング的な発想である。患者に選ばれ、地域の人々に愛される医療機関になるためには、発想の転換が必要だろう。**「病院のための患者」ではない。「患者のための病院」**である。

本書では、売り手側の常識にとらわれず、徹底的に「生活者目線・患者目線」で、これからの医療機関のあるべき姿を考えていきたい。

はたして、未来の辞書に「病院」という言葉は、どのように定義されているだろうか。

さっそく、その答えを探しに行くことにしよう。

（注）

本書で利用している「全国生活者調査」「全国看護師調査」は、株式会社ネオマーケティングが運営するアンケート専門サイト「アイリサーチ」を用いたWｅｂアンケート方式であり、筆者が調査企画、調査票設計、データの分析を行った。各調査の調査時期、サンプル数は調査ごとに表示している。本書で紹介している生活者・患者・医療者の声は、これらの「全国生活者調査」「全国看護師調査」および筆者の講義のアンケートに寄せられたものである。

医療のマーケティング教科書　目次

第2章 顧客価値から医療を再定義する

第3章 医療は「サイエンス」であり「アート」である

第4章 医療は究極のサービス業

第5章 患者満足度の測り方、高め方

第6章 患者の「不満足」を解消しよう

第7章 どうすれば「強い医療ブランド」が生まれるか

第8章 医療者と患者の「壁」を低くする方法

第9章 患者を引きつける口コミマーケティング

終章 医療者にも選ばれる病院・医院をつくる

序章

医療機関にとってのマーケティングとは

関心がなければ、頭に残らない

ここで質問。あなたは昨日一日の間に、いくつの広告に接触しただろうか。考えてほしい。

たとえば、テレビを見た人は、コマーシャルをいくつも見たはずだ。新聞や雑誌を読んだ人は、それぞれ広告がたくさん掲載されていただろう。スマホやパソコンでインターネットを使った人は、画面に多くの広告が出てきたはずだ。

街にも広告があふれている。電車に乗れば中吊り広告があり、駅にはたくさんの看板広告が掲載されている。

人が広告に触れる回数は、意外に多い。一般的には、人は一日に200から1000ぐらいの広告に接触しているといわれている。

では、昨日あなたが見たであろう広告のうち、今、思い出せる広告はいくつあるだろうか。考えてみよう。

おそらく、まったく思い出せない人が大部分ではないか。出てきたとしても、1つか2つだろう。

ここで伝えたいのは、**「関心がなければ、頭に残らない」**ということである。

広告をみるためにインターネットを利用する人はいないだろう。コマーシャルをみたいからと、テレビのスイッチをオンにする人もいないはずだ。

世界で一番有名なマークは何か

世界で一番有名なマークは何だろうか。その一つは、五つの輪からなる「オリンピックのマーク」かもしれない。おそらく、国・地域、年代、性別などにかかわらず、ほとんどの人が知っている。

とくに2021年に東京五輪を開催した日本の人々は、開催の前後数年間で、何百回、いや何千回も目にしているかもしれない。

では、質問。五つの輪は、左からそれぞれ何色だろうか。1から5まで順番に答えてほしい。

さて、何問正解できただろうか。実際に聞いてみると、一番多いのは正解が「ゼロ」の人である。何度も何度も見ている五輪のマークなのに、一つも当たらない。

繰り返そう。関心がなければ、頭に残らないということだ。

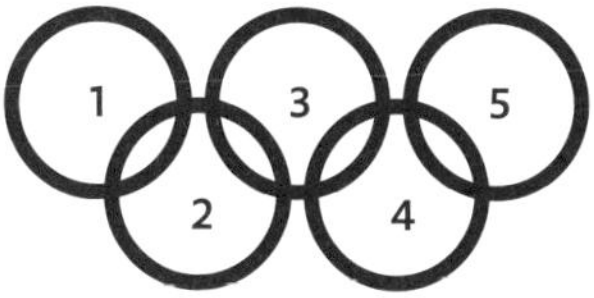

1（　　）色
2（　　）色
3（　　）色
4（　　）色
5（　　）色

図表 序ー1

関心と知識のフィードバック

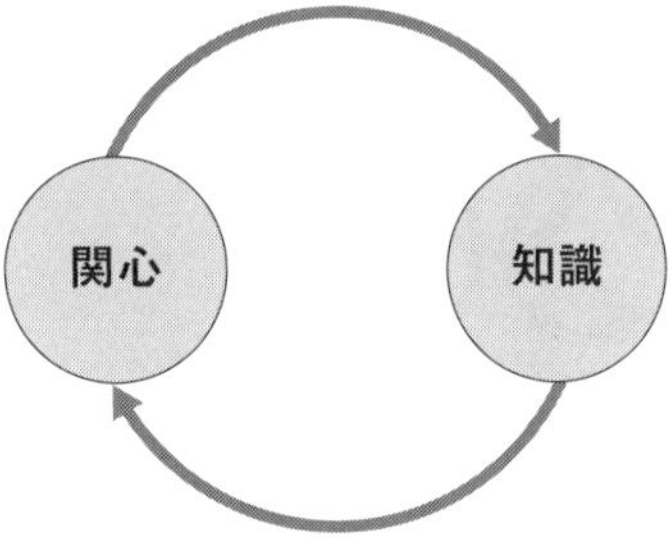

学問ではなく「問学」

まず、問いや関心が先になければ、学ぶことはできないはずである。「学問」という言葉があるが、もしかすると語順が逆かもしれない。〝学び〟が先に来る「学問」ではなく、〝問〟が先に来る「問学」だ。

関心や問いがあるから知識が増える。知識が増えれば、次の関心が生まれる。**関心と知識のサイクルを回すこと**、これこそが学びである（図表序ー1）。

マーケティングも同様だろう。マーケティングを学ぶための「ステップ・ゼロ」は、マーケティングに関心を持つことである。マーケティングを学び、実践するためには、組織のメンバー全員が、マーケティングに関心を持つ必要がある。

「マーケティングは、病院とは関係ないと思っていた」（医師）

本書の大きな狙いは、ひとりでも多くの医療関係者にマーケティングに関心を持ってもらい、マーケティングを学んでもらうこと、そして、マーケティングを実践し、生活者に選ばれ、地域に愛される医療機関を生み出してもらうことである。

マーケティングとは○○である

マーケティングという言葉を聞いたことがない人は、ほとんどいないだろう。全国１０００人の生活者に聞いてみたら、約９割がマーケティングという言葉を「聞いたことがある」と回答している。

では、人々はマーケティングのことをどのように認識しているのだろうか。全国の生活者に、次の文章を示し、文中の空欄に思い浮かぶ言葉を自由に記述してもらった。

マーケティングとは「　　　　　」である。

結果は、図表序－２に示したとおりである。

圧倒的に多い回答は、「市場調査」である。これに「市場」「調査」といった単語が続く。

図表 序－2

マーケティングとは「　　　　」である。

順位	キーワード	出現頻度
1	市場調査	204
2	市場	96
3	調査	72
4	戦略	62
5	商品	55
6	販売	38
7	売る	35
8	売れる	34
9	リサーチ	25
10	活動	23

出所：全国生活者1000人調査（2022年2月）

「販売」「戦略」という言葉も上位にあがっている。

この結果からわかるのは、**マーケティングのことを「市場調査」や「販売戦略」と思っている人が圧倒的に多い**ことである。

多くの人々は、マーケティングの本質を誤解しているのかもしれない。マーケティングは、市場調査のことでもないし、販売戦略のことでもない。

マーケティング≠市場調査

「市場調査」は、マーケティングのひとつの手段にはなり得るが、マーケティングの目的ではない。マーケティングに市場調査は必ずしも必要ではない。

成熟時代の到来で、製品やサービスを利用する生活者に何が欲しいか聞いてみても「とくにない」といった答えが最も多い。生活者自身が、自分のニーズが見えていない。従来型の市場調査がうまくいかなくなっているのは、このためだろう。

マーケティング≠販売

販売のことをマーケティングだと思っている人が多いが、「販売」と「マーケティング」は、その発想が１８０度異なる。

「ぜひ、この病院に来てください」と、「患者を集める」のが販売である。一方、「ぜひ、この病院に行きたい」と、「患者が集まる」のがマーケティングだ。

「患者を集めなければならない病院」と「患者が集まってくる病院」では、まったく意味合いが異なることがわかるだろう。

「集患」は患者を集めることではない

医療の分野で、「集患」という言葉が使われることがあるが、多くの医療者は「集患＝患者を集める」活動だと認識しているかもしれない。

繰り返そう、患者を集める活動は「販売活動」であって、マーケティングではない。「集患＝患者が集まる」活動がマーケティングである。

・販売（売り込み）……患者を集める　↓「ぜひ、この病院に来てください」

・マーケティング……患者が集まる　↓「ぜひ、この病院に行きたい」

売り込まれて、買いたくなる人はいない。マーケティングの発想は、「患者が集まる病院」になるためにはどうすべきか。これを徹底的に考えることだ。

「マーケティングとは販売を不要にすることである」（ピーター・ドラッカー）

〝患者が集まる〟病院は、〝患者を集める〟必要はないということだ。21世紀のマーケティングで大切なのは、「押す力」ではない。「引く力」である。「ぜひ、この病院に来てください」と生活者を押しても、生活者の心は動かないだろう。

大切なのは、顧客を「引きつける力（引く力）」である。選ばれる病院とは、患者の心を引きつける「引力」のある病院だ。医療機関そのものの魅力を高め、「ぜひ、この病院に行きたい」と患者の心を引きつけることが大切である。

マーケティングを定義する

市場調査でも、販売でもないとすると、マーケティングとは何だろうか。我が国で「マーケティング」というカタカナ表現が使われ続けているということは、それに相当する日本語がないということだ。

過去、マーケティングに「商品学」「配給論」という訳語があてられたことがあったが、本来の意味を反映していないため、今はもう使われていない。

マーケティングの本質を理解するためには、その英単語をみるとよいかもしれない。Marketingという単語は、Market プラス ing で構成される。

Market の意味を英和辞典で調べると、はじめに「市場（いちば）」という意味が出てくるが、他にも「顧客」「買い手」「購買者」といった意味もある。マーケティングにおけるMarket は、後者の意味でとらえるとわかりやすいだろう。

すなわち、「マーケティング ＝ 顧客 ing」ということだ。「顧客 ing」という字面をみると、何となくイメージできるのではないか。

そう、**マーケティングを一言で表現すれば、「顧客を生み出す活動」**である。

顧客がいなければ医療は成り立たない

「わが社はマーケティングをやっていない」

こう語る経営者にたまに出会うことがあるが、この経営者はマーケティングの意味を誤解しているのかもしれない。おそらく、「市場調査を行っていない」「広告を実施していない」といった意味で、このように発言しているのだろう。

マーケティングなしに企業や組織は存続できない。**どんなにすばらしい商品やサービスがあったとしても、「顧客」がいなければ、存在しないのと同じである。**マーケティングなしに企業が存続することは不可能だ。

経営において、財務・会計も、組織・人事も、情報システムなども、もちろん大切である。だが、それ自体が収益を生み出すことはない。企業は、「顧客」を通して収益を得ている。換言すれば、組織はマーケティングを通して利益を得るということだ。

医療機関も同様である。「顧客」がいなければ、どんなに高度な医療技術があったとしても、どんなにすばらしい医療サービスがあったとしても、絵に描いた餅である。**顧客なき医療はありえない**ということだ。

医療機関にとって顧客は誰か

では、医療機関にとって、「顧客」とは誰のことだろうか。

医療機関にとっての顧客は、まずは、その直接の利用者の「患者」である。患者だけでない。「患者の家族」も顧客だ。さらに、潜在的な利用者である「地域の生活者」も医療機関の顧客になる。

「医療現場では、〝顧客〟というイメージを持っておりません」(医療者)

このように言われることがあるが、医療を含め、事業は顧客なしに成立しない。患者は、間違いなく医療サービスを享受する「顧客」である。

本書では、患者、その家族、地域の生活者など、医療機関を利用する可能性がある人々を「顧客」と考えることにしよう。

紹介者の先には患者がいる

「紹介患者が多い病院は、患者を紹介してくれる病院・医院・施設などの医師や看護師が顧客になる」（病院幹部）

紹介患者が多い病院は、患者を紹介してくれる病院・診療所・介護施設などの「紹介者」の医療者もマーケティングの対象になる。だが、紹介者の先には、必ず患者が存在することを忘れてはいけない。どの病院を選ぶのかを最終的に決めるのは、患者である。

患者は、紹介してもらった病院を一度は利用するかもしれないが、満足しなければ、二度とその病院を利用しないかもしれない。

紹介元の医療者の願いも、自分が紹介した病院に対して患者が満足することだろう。患者が満足しない病院を紹介すれば、自らの信用を下げることにもなりかねない。

紹介患者が多い病院についても、**顧客は患者や生活者である**という発想が不可欠である。

医療者もマーケティングの対象である

医療者に笑顔がなければ、患者の笑顔を生み出すことはできない。医療者が不満を持って働いていては、患者に満足を与えることはできない。医療者の満足度は、患者の満足度にも影響するはずだ。

こう考えると、マーケティング対象は、利用者だけとは限らない。そこで働く**医師、看護師、医療スタッフなどもマーケティング対象になる**ということである。

現在、医療現場の人手不足が深刻化しているが、マーケティングやブランドづくりに力を入れることによって、医師や看護師から選ばれる医療機関になることもできる。

医療者を対象としたマーケティングについても、本書では検討することにしよう。

患者と同じ方向を見よう

医療機関のマーケティングにおいて大切なのは、「患者目線・生活者目線」で考えることだ。つまり、医療者が患者や生活者と「同じ方向」をみることである。

図表 序−3

医療者と患者の目線

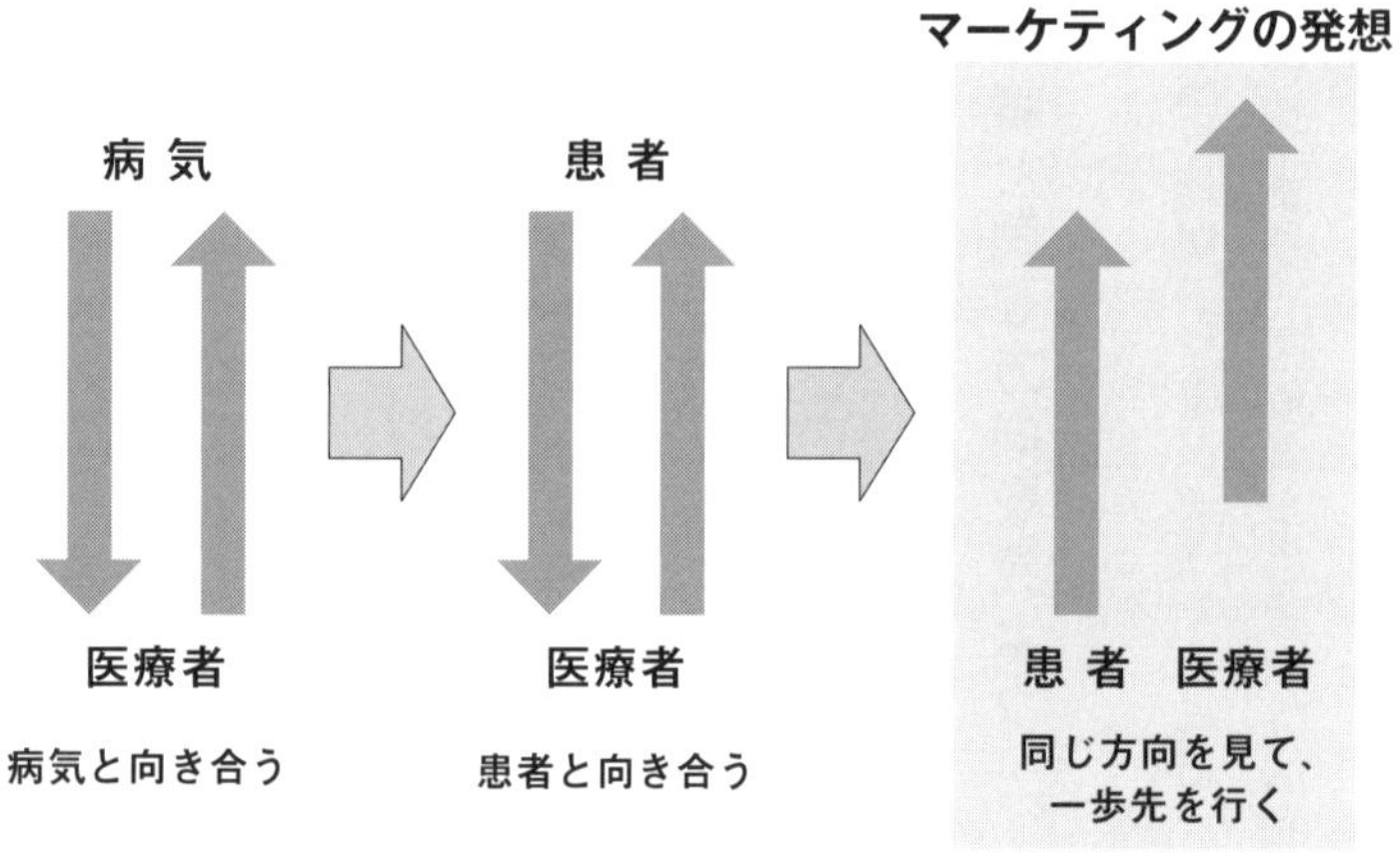

- **病気と向き合うだけでは、選ばれる病院になることはできない**
- **患者と向き合うだけでも、選ばれる病院になることはできない**
- **患者と同じ方向を見ることによって、選ばれる病院になることができる**

選ばれる病院になるためには、病気だけを見るのではなく、患者をみる。患者と向き合うというよりも、患者と同じ方向を見て、その一歩先を行く。これがポイントだ（図表序−3）。

患者と医療者に上下関係はない

顧客目線が重要だと話すと、「患者の言いなりになるのか」という人がいるが、それは違う。顧客目線とは、決して顧客の言いなりになることではない。

同じ方向を見ている医療者と患者には、上下関係はない。医療者が患者の上に立つこともないし、患者が医療者の上に立つこともない。医療者と顧客の関係は対等である。

「患者様」という表現や「お客さまは神様です」という言葉があるが、**顧客は「患者様」でも「神様」でもない。一人の人間である**。

医療者の目線

全国の看護師１０００人に聞いてみた。「あなた自身、および、勤務する医療機関の医師は、次のどれに当てはまりますか」

- ・病気と向かい合っている
- ・患者と向かい合っている
- ・患者と同じ方向を向いている

結果は、図表序－４のとおりである。看護師については、「患者と向かい合っている」が

図表 序ー4

どの方向を見ているか（看護師、医師）

	勤務先でのあなた（看護師）に最も当てはまると思うものをお答えください。	%
1	病気と向かい合っている	10.2
2	患者と向かい合っている	71.8
3	患者と同じ方向を向いている	18.0

	あなたが勤務する医療機関の「医師」に最も当てはまると思うものをお答えください。	%
1	病気と向かい合っている	56.4
2	患者と向かい合っている	33.4
3	患者と同じ方向を向いている	10.2

出所：全国看護師1000人調査（2022年9月）

最も多く、72％である。「患者と同じ方向を向いている」は18％にとどまる。

医師については、「病気と向かい合っている」が最も多く、56％。「患者と同じ方向を向いている」はわずか10％である。

「看護師は〝向き合う〟という事が好きです」（看護師）

マーケティングで大切なのは、患者と「向き合う」というよりも、「患者と同じ方向を見る」という発想だろう。マーケティングの起点は、患者である。「患者と同じ方向を見る」＝「顧客目線で考える」ということである。

同じ方向を見ているか否かを判断するのは、患者である。大切なことは、患者に「自分の立場に立ってくれる」と感じてもらうことである。

患者と同じ方向を見るために、医療者に欠かせないのは、次の3つの力だろう。

- **患者の心や生活を想像する力　＝「想像力」**
- **患者の気持ちを感じる力　＝「共感力」**
- **患者の一歩先を行き、患者に提案する力　＝「提案力」**

患者と同じ方向を見たうえで、患者の一歩先を行く。つまり、患者の気持ちを想像し、理解したうえで、患者に価値の提案をする。「患者の想い」と「医療者の想い」が共鳴したときに、最高の医療サービスが生まれるのである。

まずメンバーのベクトル合わせをしよう

ここまで、医療機関にとって、マーケティング的な発想が欠かせないことや、マーケティングが重要になっていることを示した。

とはいえ、組織のメンバーそれぞれがマーケティングに対してバラバラのイメージを描いていたのでは、マーケティングは絶対にうまくいかない。

選ばれる医療機関になるためには、経営者から現場のスタッフまで、**組織のメンバー全**

図表 序−5

メンバーのベクトルを合わせよう

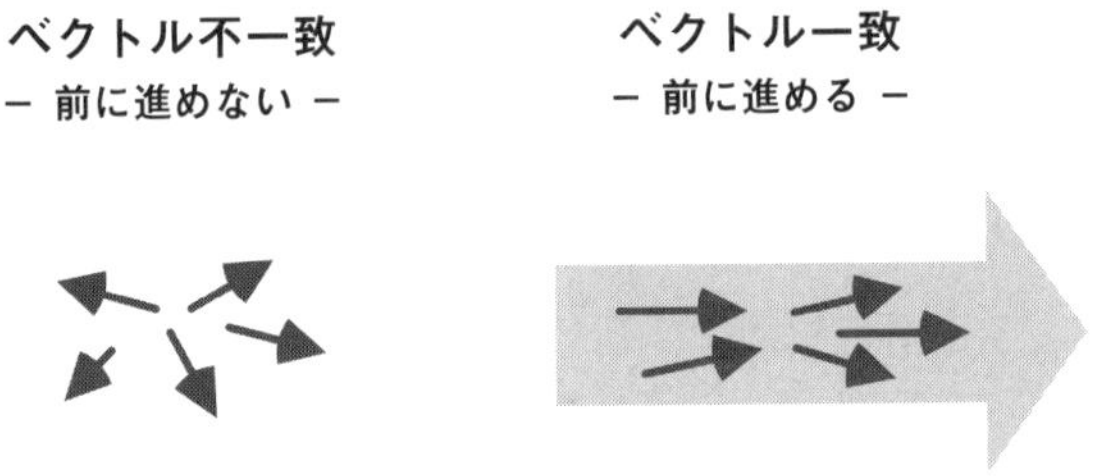

体が「マーケティングとは何か」を共有することが欠かせない。

マーケティング活動の前提となる「ステップ0」は、メンバー全員がマーケティングのベクトル合わせをすることである。まずは、自院のメンバー全員でマーケティングのベクトル合わせをしよう。

ベクトルが一致すれば、前に進むことができる。

以下では、まず「マーケティングとは何か」についてみていくことにしよう。

第1章

「病院」の発想　「ホスピタル」の発想

「病院」という言葉

医療機関のマーケティング研究を始めたとき、筆者がふと感じたのは、「病院」という言葉への違和感だ。「病院」という文字をじっくり見てみよう。何か感じないだろうか。

「病院」＝「病（やまい）＋院（たてもの）」

英語で、病院のことを何というだろうか。「Ill house」や「Sick building」とは言わない。Hospital である。この英単語に「やまい」という意味は含まれていない。

Hospital の原義は「主人が客を接待するところ」である。Hospital は、Hospes（客をもてなす）というラテン語を起源とする。Hotel（ホテル）、Hospitality（客を親切にもてなすこと）、Host（客をもてなす主人）などと語源は同じだ。

「病院」と「Hospital」は、そもそも発想が１８０度異なるということだろう。病院は「はじめに〝やまい〟ありき」の言葉であるが、Hospitalは「はじめに〝客〟ありき」の言葉である。

「病院」という言葉　↓　はじめに「病」ありき

「ホスピタル」という言葉　↓　はじめに「客」ありき

「病気を見て、人を見ないような対応をされると、本当に腹が立ちます」（40代女性）

病気を見て人を見ない。「病院」という言葉が、言霊のように医療者の行動に影響していることはないだろうか。言葉で現実がつくられていくことがあるので、注意が必要である。

図表 1−1

医療機関とサービス業のポジショニングマップ

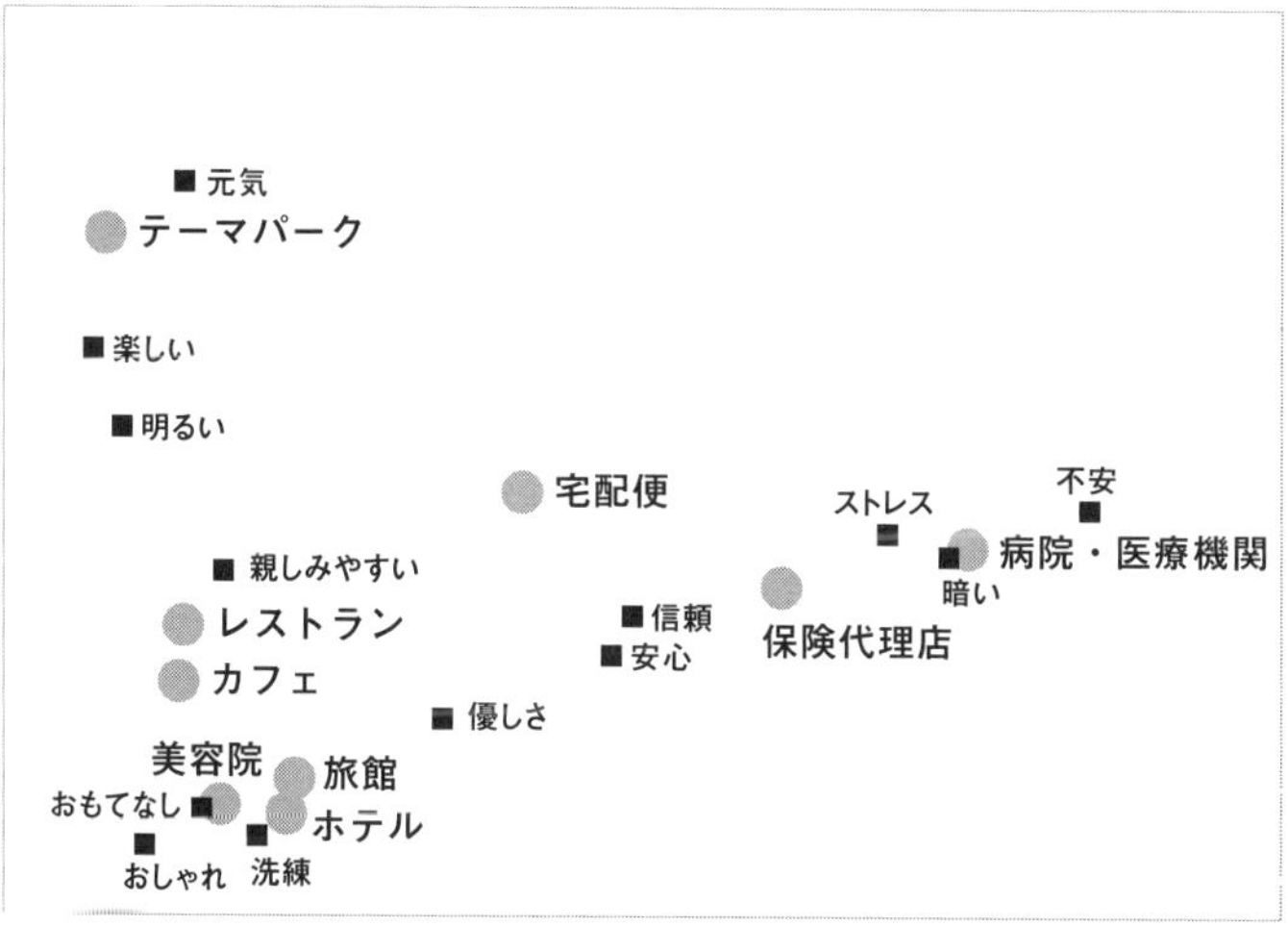

出所：全国生活者1000人調査のデータからコレスポンデンス分析によって作成

医療機関のイメージ

ここで、病院や医院などの医療機関が、生活者からどのようにイメージされているのかをみてみよう。

図表1−1は、生活者の頭の中にある病院・医療機関やサービス関連業種（レストラン、ホテル、テーマパーク、美容院、保険代理店など）のイメージを統計的にマップ化したものだ。

病院・医療機関が、「暗い」「不安」「ストレス」といったイメージでとらえられていることが視覚的にも明らかだろう。

この図からわかるとおり、「おもてなし」から最も遠くにポジショニングされているのが、医療機関である。

Hospital（病院）に ity をつけると、Hospitality（客を親切にもてなすこと）になるが、日本の**ホスピタルは、「ホスピタリティから最も遠い業界」だと生活者に認識されている**ということである。

「おもてなし」と聞いて思い浮かぶ仕事

「おもてなし」と聞いて思い浮かぶ仕事は「　　　」である。

生活者は、「おもてなし」と聞いて、どのような仕事を思い浮かべるのだろうか。全国の生活者に自由に記述してもらった（図表1－2）。

圧倒的に多いのは、「旅館」「ホテル」だ。医療関係の仕事があるのかをみたところ、**看護をあげた人が1000人中1人だけいた**。医師、医療、病院、医院、クリニックなどの医療機関をあげた人は皆無である。

選ばれる医療機関になるためには、ホテルや旅館など「ホスピタリティ産業」から学ぶことも多くあるはずだ。コロナ禍のとき、ホテルが患者を受け入れたのは不自然なことで

図表 1―2

「おもてなし」と聞いて思い浮かぶ仕事は?

順位	キーワード	出現頻度
1	旅館	260
2	ホテル	255
3	接客業	116
4	サービス業	46
5	仲居	26
6	女将	24
6	宿泊	24
8	飲食店	23
9	キャビンアテンダント	20
10	観光	12

出所：全国生活者1000人調査（2022年3月）

はないだろう。

たとえば、「病室」を「客室」と考えてみる。「待合室」を「ロビー」と考えてみよう。すると、現状の医療機関の課題が見えてくるのではないだろうか。

これからの医療機関は、既存の考え方や枠組みにとらわれない柔軟な発想で、**人々にやすらぎをもたらす「ホスピタリティビジネス」や、人々に笑顔を与える「エンターテイメントビジネス」などの異業種から学ぶことができないか考える**ことも必要かもしれない。

医療者のマーケティング観

医療分野の方々と話をしてみると、「マーケティング」という言葉に違和感を持つ人が少なくない。「マーケティングは病院と無関係」という医療者もいる。ただ、よく聞いてみると、その大部分がマーケティングのことを「市場調査」や「販売・売り込み」だと思っている場合が多い。

「私の持つマーケティングのイメージは調査をして、商品を売り込むこと」（看護師）
「マーケティングとはこれまで市場調査と理解してきた」（医師）
「マーケティングは市場調査と思っていた」（病院事務長）

これは誤解だ。マーケティングは、市場調査のことでもないし、販売・売り込みのことでもない。

既述のとおり、マーケティングを一言で表現すると、「顧客を生み出す活動」である。「**患者なき医療はありえない**」。だとすると、マーケティングなくして、病院や医院など医療機関の維持・発展は考えられないということだ。

図表 1－3

病気になったときに、自分が勤務する医療機関を利用したいですか

	そう思う	どちらともいえない	そう思わない
病気になったときに、自分が勤務する医療機関を利用したい	32.8	21.3	45.9

出所：全国看護師1000人調査（2022年9月）

利用者目線になっているか

では、医療者にマーケティングの本質が理解され、生活者目線・患者目線の医療が実践されているだろうか。全国の医療者（看護師）に、次の質問をしてみた。

「病気になったときに、自分が勤務する医療機関を利用したいですか？」

結果は図表1－3のとおりである。半数近くが「そう思わない（利用したくない）」と回答している。「どちらともいえない」を加えると約7割に達する。

そこで働くスタッフが利用したいと思わない病院。そこに行かなければならない患者は幸せだろうか。

働く医師、看護師、医療スタッフも、「ぜひ利用したい」と思う医療機関になる。医療者の家族が病気になったときに、連れていきたい

病院になる。生活者目線・患者目線とは、そういうことだろう。

「1対多数」から「1対1」の発想へ

「医師からしたら私は数多くいる患者の1人だが、私にしたら医師は1人しかいない」（40代男性）

「医者にとってはたくさんいる患者の中の一人でも、患者にとっては接する医師は一人だけだ」（20代男性）

たとえば、医療者が1日50人の患者と出会うとしよう。その医療者にとって、ひとりの患者は、50分の1と「1対多数」、多数の中のひとりかもしれない。

だが、患者の視点でみるとどうだろう。図表1-4からわかるとおり、患者の視点からは「1対1」である。患者にとって、1回の出会いが100%ということだ。医師にとって「よくあること」でも、患者にとっては「はじめてのこと」も多い。

医療者一人ひとりが、患者にとっては「医療機関そのもの」である。一人の医療者の印

図表 1−4

医療者の目線と患者の目線の違い

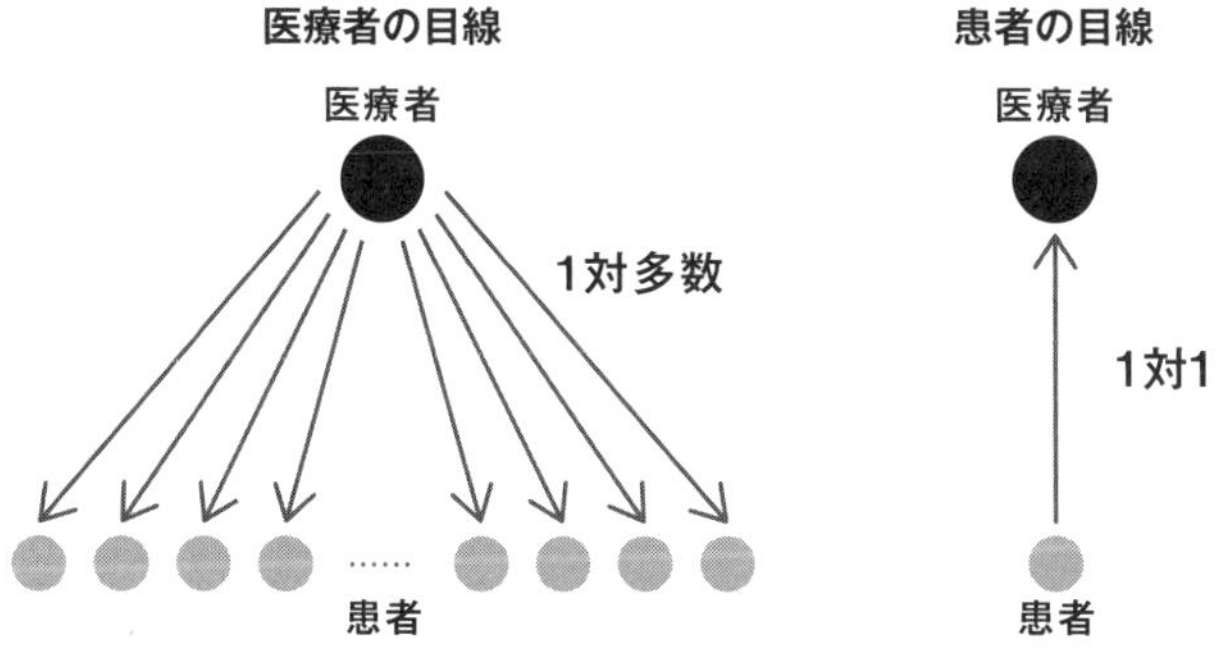

象が、その医療機関全体の評価を決めてしまうということだ。患者との出会いは毎回が真剣勝負である。手を抜くことは許されない。

患者とのコミュニケーションにおいては、「自分は医療機関を代表している」という自覚と責任、そして誇りを持つことが欠かせないだろう。

「1対多数」の発想を「1対1」の発想に変えること。これこそが、マーケティングにおいて最も大切な「患者目線」の本質である。

第2章

顧客価値から医療を再定義する

マーケティングのキーワードは「価値」

マーケティングとは一言でいうと、「顧客を生み出す活動」であると述べた。では、どうすれば顧客を生み出すことができるのだろうか。

キーワードは、「価値」である。

顧客は、モノやサービス自体を買っているのではない。顧客が求めているのは、モノやサービスがもたらす「価値」である。これがマーケティングの発想だ。

顧客は「価値」を買っている。これだけではイメージが湧きにくいかもしれない。具体的に例をあげよう。

たとえば「化粧品」をイメージしてみよう。化粧品は、物質的にみると、水や油と何かしらの有効成分でつくられるモノ（液体や粉や固体）である。

顧客は、化粧品というモノが欲しいのだろうか。液体が欲しいのか、粉が欲しいのか。そうではない。顧客が欲しいのは、化粧品という「モノ」ではない。化粧品がもたらす「価値」である。

では、化粧品の「価値」とは何だろうか。ここで考えてみよう。

あなたは、次の文章の空欄にどのような言葉を入れるだろうか。

> 化粧品がもたらす価値は、「　　　　　」である

おそらく多くの人が入れるのは、「きれいになる」や「美しさ」といった言葉であろう。そう、「化粧品というモノ」を買っているのではない。「きれいになること」「美しくなること」という価値を買っているのである。

次のメッセージのどちらに、あなたの心は動くだろうか。

「化粧品を買いましょう」 vs. 「きれいになりましょう」

「化粧品を買いましょう」と聞いても、それほど心は動かないのではないか。一方、「きれいになる」と聞くと心が動くはずだ。これがマーケティングの発想である。

「売り手」と「買い手」の目線は違う

もう一つ例をあげよう。筆者は、静岡に住んでいる。静岡と聞くと、あなたはどのようなイメージを浮かべるだろうか。聞いてみると、圧倒的に多いのが「お茶」である。

近年、茶葉の売れ行きが芳しくない。急須を使ってお茶をいれる人も減っている。お茶にもマーケティングが必要になっている。

マーケティングの第一歩は、顧客にとっての価値を把握することである。では、人々は、急須でいれるお茶にどのような「価値」を求めているのだろうか。価値を探索するため、消費者に次の文章の空欄に言葉を入れてもらった。

〝急須で入れたお茶〟と聞いて思い浮かぶ言葉は、「　　　」である

この質問を消費者にする前に、まず、売り手である緑茶の業界の方々に聞いてみた。

圧倒的に多くの茶業関係者があげた言葉は、「茶葉」「お茶っぱ」という言葉だった。「健康」や「カテキン」という言葉をあげる人も目立った。

一方、消費者があげた言葉は、業者とはまったく異なる言葉だ。それは、「一息」「くつろぎ」「リラックス」という言葉である（岩崎、２０１２）。

「売り手の目線」茶葉、健康、カテキン　≠　「買い手の目線」一息、くつろぎ、リラックス

売り手の目線と、買い手の目線はまったく異なるということだ。売り手は、茶葉という「モノ」をみているが、顧客が求めているのは、お茶を飲んだときに得られる「価値」である。

そう、顧客は茶葉というモノを買っているのではない。お茶を飲んで、ほっと一息入れたい、くつろぎたい、リラックスしたいのである。どちらのメッセージに、あなたの心が

動くだろうか。

「茶葉を買いましょう」vs.「お茶でホッと一息つきましょう」

おそらく後者だろう。だから、「茶葉を買って、お茶をいれましょう」「急須でお茶を」といったキャンペーンをいくらやってもうまくいかない。消費者の心を動かすのは、「お茶を飲んで、ほっと一息」といったメッセージである。

顧客を引きつけるのは「何」ではなく、「なぜ」

マーケティングの本質は、顧客が求める「価値」を提供し、顧客を引きつけ、顧客に満足してもらい、顧客との絆をつくることである。

ここまでの議論から、マーケティングで大切なのは、「Ｗｈａｔ（何を売るか）」ではなく、「Ｗｈｙ（なぜ買うのか、なぜ選ばれるのか）」であることがわかる。Ｗｈｙ（なぜ）の先に顧客が求める価値があるということだ。「なぜ」を考えることで、価値が浮かび上がってくる。

なぜ、化粧をするのか。「美しくなる」ためである。
なぜ、お茶を飲むのか。「リラックスする」ためである。

「What」（何）		**「Why」（なぜ）**
化粧品	**↓**	**美しくなりたい**
急須でいれるお茶	**↓**	**リラックスしたい**

化粧品は「美しくなる」という価値を顧客に提供し、茶業は「一息入れる」という価値を顧客に提供している。

医療も同様だ。患者は「医療」というサービスが欲しいのではない。薬というモノが欲しいのではない。医療によってもたらされる「価値」が欲しいのであり、薬がもたらす「価値」が欲しいのである。

では、**病院や医院など医療機関が生活者にもたらす「価値」は何だろう。これを把握することが、医療のマーケティングの第一歩になる。**以下、この点について考えてみよう。

病院には「できれば行きたくない」

医療者に、医療機関が生活者にもたらす「価値」は何かと聞いてみると、圧倒的に多い回答は、「治療」である。

顧客である生活者・患者が医療機関に求める本質的な価値も、医療者の認識と同じく、「治療」なのだろうか。この点について検討してみよう。

そもそも、生活者・患者は「病院に行きたい」のだろうか。「病院で治療をしたい」のだろうか。

これを探るために、全国の生活者に、次の文章の空欄に思い浮かぶ場所を自由に書いてもらった。

> 私が、できれば行きたくない場所は、「　　　　」である。

結果は、図表2－1に示すとおりである。

「できれば行きたくない場所」として、最も多くの人があげたのは、「人混み」だ。コロナ

図表 2−1

できれば行きたくない場所は「　　　」である

順位	キーワード	出現頻度
1	人混み	116
2	病院	109
3	地獄	65
4	会社	55
5	高いところ	33
6	職場	25
7	歯医者	23
8	お化け屋敷	22
8	寒いところ	22
10	人が多いところ	20

出所：全国生活者1200人調査（2022年8月）

禍が生活者にもたらした影響もあり、密を嫌う人々が増えているのだろう。次に多いのが「病院」である。

生活者が「最もストレスを感じる場所」についても、同じように聞いてみた。

> 私は、「　　　」へ行くときに、最もストレスを感じる。

圧倒的に多いのが「病院・医療機関」である（図表2−2）。最もストレスを感じる場所＝病院・医療機関だ。

他にも「歯医者」「健康診断・人間ドック・検査」と医療関係の言葉が上位に来ている。ちなみに第2位に「仕事・会社・職場」がきていることも、考えさせられる結果だ。

図表 2−2

私は「　　　」へ行くときに、最もストレスを感じる

順位	キーワード	出現頻度
1	病院・医療機関	306
2	仕事・会社・職場	166
3	歯医者	47
4	美容院・美容室	32
5	役所・市役所	27
6	人混み・人が多いところ	26
7	健康診断・人間ドック・検査	18
8	学校	12
9	実家	11
10	税務署	8

出所：全国生活者1000人調査（2022年3月）

この結果からも明らかなことは、生活者にとって、医療機関は行きたくない場所であり、ストレスがかかる場所だということだ。

患者の本音は、できれば病院に行きたくはないし、できれば治療も受けたくない。

だから、「病院に行きましょう」「治療を受けましょう」「健診に行きましょう」。このように言われたとしても、生活者の心は動きにくい。行政機関が健康診断の受診勧奨に苦戦することも、ここに理由があるのだろう。

だとすると、**生活者が医療機関に求める真の価値は「治療」の先にあるはずだ**。これを把握することが、選ばれる医療機関になるためには欠かせない。

医療機関が生活者にもたらす価値とは

では、治療の先にある本質的な「価値」とは何だろう。これを探るため、「ソーシャルリスニング」を行うこととした。ソーシャルリスニングとは、ツイッターやブログなどソーシャルメディア上の生活者の声を収集・分析する方法である。

具体的には、生活者が病院について書いているブログの分析をしてみた。ブログに書かれる言葉は、生活者の自発的な声であり、自然な感情が書き込まれている。病院に関する生活者のブログの書き込みを分析することによって、生活者の生の声や心理、本音を探ることができるはずだ。

「病院」という言葉が出てくるブログを全国から収集し、そこから「感情を表す言葉」を抽出したところ、繰り返し出現する単語が浮かび上がってきた。頻出単語の上位は、下記の単語である。

痛い、悪い、大丈夫、良い、不安、怖い

前記の単語は、大きくは2つのタイプにわけることができる。一つは、「痛い」「悪い」

「大丈夫」「良い」である。これらは、医療や治療に直接結び付く単語である。体調が「悪い」、身体が「痛い」から病院に行く。検査結果が「大丈夫」で「良かった」ということだろう。

もう一つが、「不安」「怖い」という単語だ。これらは、生活者のネガティブな心理に直接結び付く言葉である。生活者のブログには、こういった単語が頻出している。そう、**医療機関に行く患者は「不安」であり、「怖い」のである**。

いくつか具体的に見てみよう。


「不安を抱えつつ、毎日病院を往復しました」

「不安いっぱいですが、がんばります！」

「不安の中、病院に行くことにした」

「いつ治るかわからない不安などを抱え、非常に苦しい日々を毎日送っております」

「大事になる前の検査なんですが、やはり不安は残ります」

「治療開始が怖いのです」

「痛いけど、病院に行くのが怖い」

「痛くないか、怖い怖い」

図表 2−3

生活者が「不安」と結び付ける業種

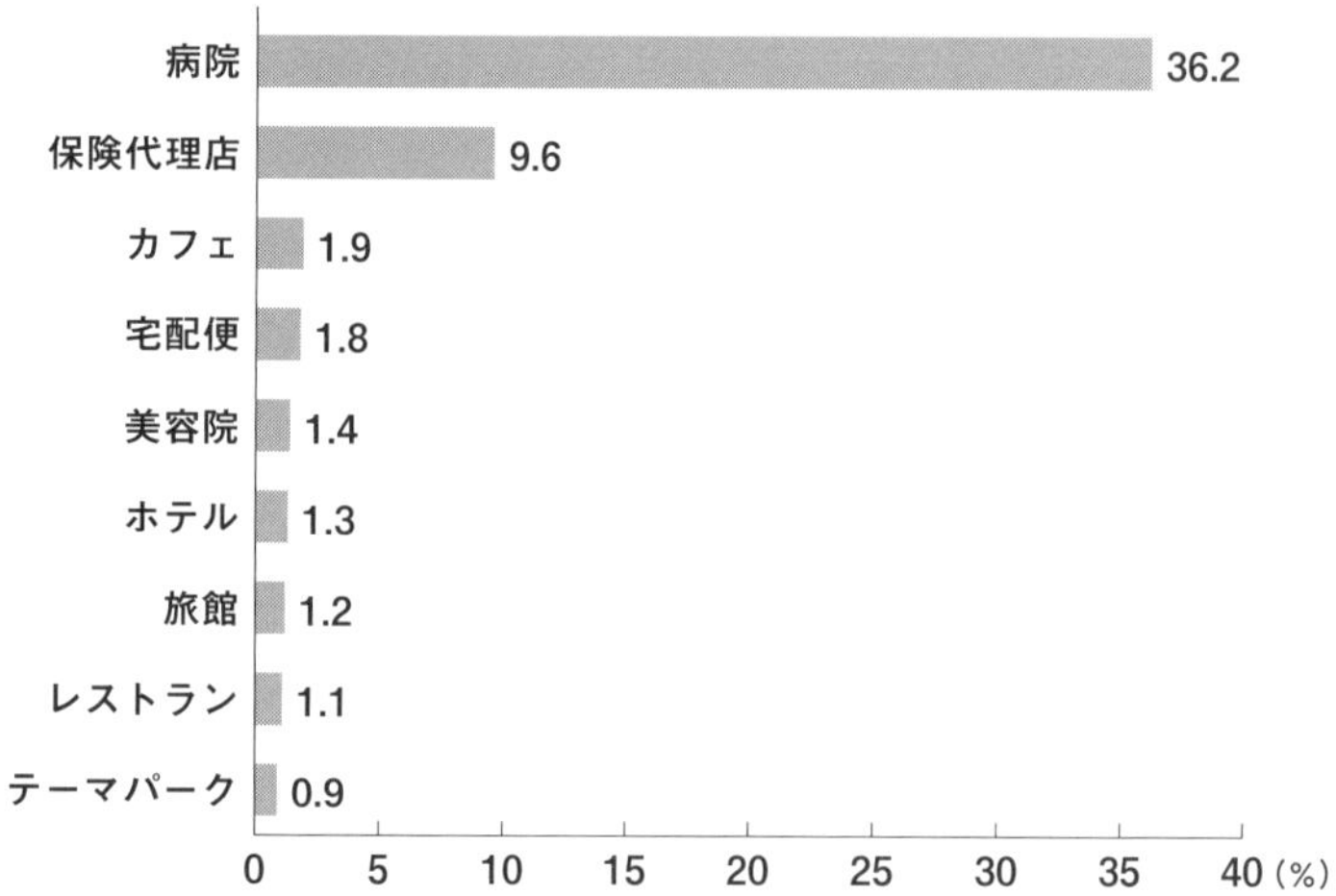

注：数字は、「不安」イメージがあると回答した人の割合
出所：全国生活者1000人調査（2022年3月）

「検査結果が怖い」「次の診察日が怖い」

人は病気になると不安になる

生活者が「不安」という言葉と結び付ける業種を見ると、その筆頭は「病院」である（図表2−3）。生活者は、病気になると不安になる。病気になった患者は、ネガティブ思考になる。不安が不安を呼ぶ「悪循環」が発生する。病気を核として、不安が広がっていくということだ（図表2−4）。

病気　↓　不安になる　↓　不安が不安を呼ぶ

図表2−4

病気と不安の関係——病気を核に不安が広がっていく

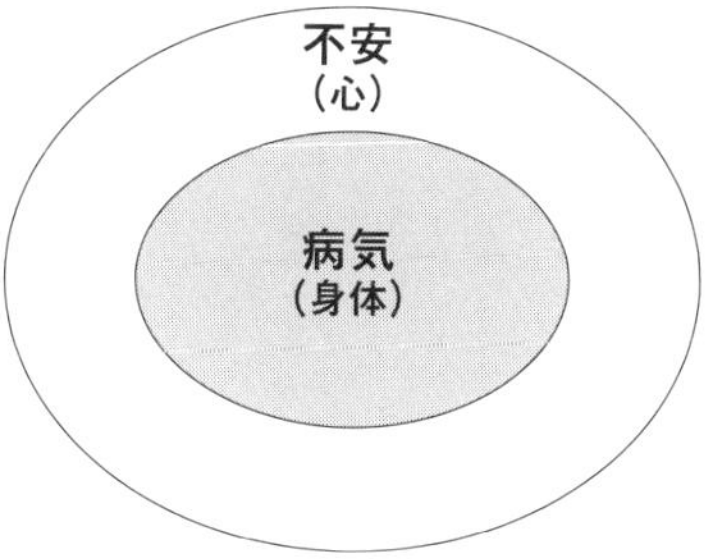

患者にとって、不安のタネはつきない。

「原因は何なのか」
「深刻な病気ではないのか」
「検査結果は悪くないのか」
「治るのか」
「もっと悪くなるのではないか」
「どのような治療をするのか」
「治療はうまくいくのか」
「治療は痛くないのか」
「治療は苦しくないのか」
「治療期間はどのくらいなのか」
「治療費用はいくらかかるのか」
「なぜ、この治療なのか」
「なぜ、この薬なのか」

「薬を飲み続けると効かなくなるのではないか」
「生活には支障はでないだろうか」
「仕事に影響はないだろうか」

患者は、**病気という「身体の問題」だけでなく、不安という「心の問題」を抱えている**ということである。

医療機関は「不安解消業」

医療機関に行く患者は、誰もが不安を抱えている。誰もが不安を解消したい。その不安を解消するため、病院に行くということだ。

「治療」は、生活者にとってストレスになる。できれば避けたい。一方、「不安解消」は、ストレスからの解放である。これこそが、生活者が医療機関に求める本質的な価値だろう。

- **治療　……　ストレスになる　↓　できれば避けたい**
- **不安解消　……　ストレスからの解放　↓　これを求めている**

こう考えると、患者や生活者にとって、治療の先にある価値は「不安解消」であることがわかる。医療機関は単なる「治療業」ではない。生活者が求める価値からは、**身体と心に関わる「不安解消業」と定義しなおすことができる**だろう。

発想の転換：「治療をする」→「患者の不安を解消する」＝「不安解消業」

「不安解消業」と再定義すると、「治療業」と考えていたときには見えなかった新たな視点が生まれてくるはずである。

不安を解消する手段は、治療だけでない。患者とのコミュニケーション、快適な空間づくり、異業種との連携など、多様な方向性が考えられる。ここに医療機関のイノベーションのヒントがあるはずだ。

不安を解消してくれる仕事

生活者に次の質問をしてみた。

不安を解消してくれる仕事と聞いて思い浮かぶのは、「　　　　」である。

圧倒的に多くの生活者があげたのが、「医師・医者」「病院」「看護師」など医療機関に関わる言葉である（図表2－5）。生活者の多くは、医療者を「不安を解消してくれる」存在として認識しているのである。

私にとって、理想の病院は、「　　　　」。

全国の生活者に「理想の病院」を自由に記述してもらったところ、年代や性別にかかわらず圧倒的に多いのが、「不安を解消してくれる」「安心できる」「リラックスできる」といった回答である。ピックアップしてみよう。

「医師が患者の話に耳を傾けてくれ、不安をとりのぞいてくれる」（20代女性）

「安心できる場所」（20代女性）

「安心感がありリラックスできる場所」（30代女性）

図表 2–5

不安を解消してくれる仕事と聞いて思い浮かぶのは

順位	キーワード	出現頻度
1	医師・医者	296
2	カウンセラー	120
3	病院	106
4	看護師	59
5	医療	36
6	弁護士	24
7	警察	21
8	精神科医	15
9	心療内科	11
10	セラピスト	9

出所：全国生活者1000人調査（2022年2月）

「患者にとって心から安心できる場所」（30代女性）

「不安をできるだけ解消してくれる雰囲気」（40代女性）

「ストレスを軽減させる場所」（40代女性）

「リラックスできる、不安解消できる場所」（50代女性）

「自分ではどうにもできない不安を解決してくれるところ」（50代女性）

「不安を取れる場所」（60代女性）

「ストレスを感じない病院」（60代女性）

「心安らぐ安心感」（20代男性）

「安らぎの場所」（20代男性）

「安心を与えてくれる」（30代男性）

「不安を解消してくれる」（40代男性）

「リラックスできる場所」（40代男性）

「私の不安を取り除いてくれる」（50代男性）
「不安を和らげてくれる場所」（60代男性）
「不安を解消してくれる場所である」（60代男性）

患者が医療機関に求める本質的価値が「不安解消」にあることや、医療機関が「不安解消業」であることは、これらの生活者の声からも明らかだろう。

不安の解消を行動の「軸」にする

生活者は、医療機関に「不安の解消」を求めている。だとすると、医療機関は不安解消を「軸」に、その活動を見直してみる必要があるだろう。

以下は、患者が通院するときの一般的なプロセスである。それぞれの場面で、どのような不安があるのかを洗い出し、その不安を取り除くために何ができるかを考えることが必要だろう。

（各場面で不安を解消する）

- 病院に向かう時間
- 病院での受付時
- 待合室での待ち時間
- 医師の診療時
- 検査をしている時
- 検査結果を待つ時
- 支払いを待つ時間
- 薬局での待ち時間
- 次回の診療までの期間

患者やその家族が医療機関において体験する全ての場面において、「どうしたら一人ひとりの不安を解消できるか」を考え、形にして、実行に移していくことが、選ばれる医療機関の条件になるはずだ。

図表 2−6

不安と回答する人の割合

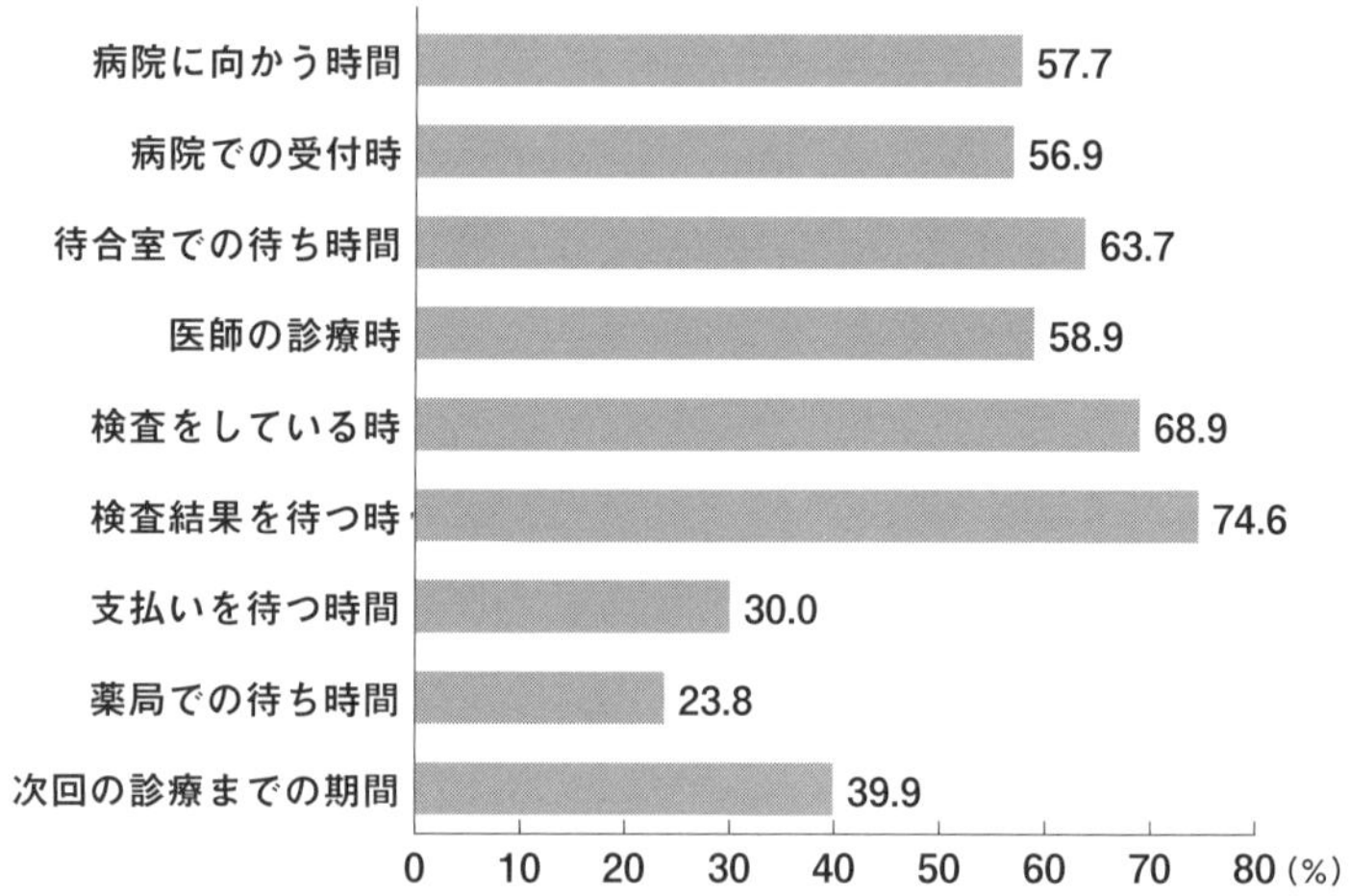

出所：全国生活者1000人調査（2022年2月）

「なおす病院」から「いやす病院」へ

図表2－6は、生活者に上記の場面を示し、不安に感じるか否かを聞いたものである。病院に向かう時点で、すでに6割弱の人が不安を感じると回答している。待合室での待ち時間にさらに不安が高まる。検査結果を待つときが不安のピークだ。次回の診療までの期間も4割の人が不安と答えている。

「不安解消業」として自らを再定義できるか否かが、選ばれる医療機関になるカギになるはずだ。生活者の心を引きつけるためには、**「なおす病院」から「いやす病院」へ発想の転換**が必要なのかもしれない。

「医療×α」で価値を生み出そう

医療機関を「不安解消業」と再定義すれば、医療機関が提供する価値は「治療」（治すこと）にとどまらない。

たとえば、「病気になった後のケア」（治療）だけでなく、「病気になる前のケア」（予防医療、健康維持・増進）を重視することも求められるだろう。つまり、**病気の「後対応」ではなく、病気の「前対応」**である。

不安解消業であれば、「心のケア」も大切になる。患者やその家族の不安や悩みに寄り添う「カウンセリング機能」や「相談機能」の充実が求められるはずである。既述のとおり、不安を解消してくれる仕事として、生活者が医師・医者に次いで思い浮かべるのは、カウンセラーである。

医療者のカウンセリング力の強化、専門カウンセラーの配置、カウンセリンググルームや相談室の設置など、カウンセリング機能の充実を積極的に行っていくべきだろう。

さらには、不安解消を軸として「新たな価値」を創造することも、選ばれる医療機関になるためのポイントになるはずだ。

図表 2−7

「かけ算」による価値の創造

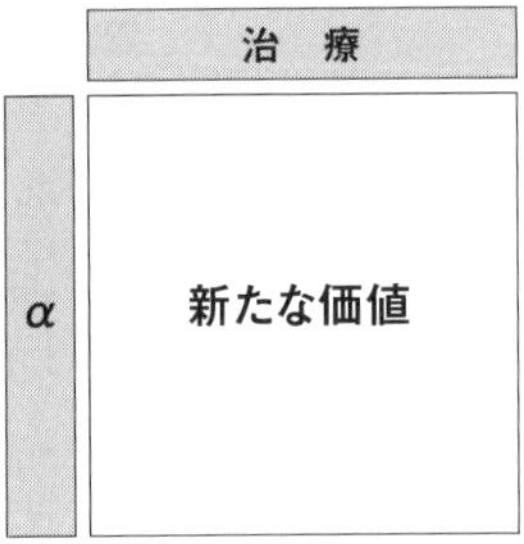

では、どうすれば、不安解消業として、新たな価値が創造できるのだろうか。治療業の枠にとどまらない発想が求められる。そのために**有効なのは、「かけ算」の発想**だろう。図表2−7に示すように、治療と何かをかけ算することによって新たな「面」が生まれる。この「面」に相当するのが、新たな価値だ。

不安解消を軸に、「医療×α」で新たな価値を生み出す。これまでの医療機関の枠を超える発想が、生活者を引きつけ、地域に愛される医療機関になるために求められるはずである。医療機関と地域の異業種との効果的な連携ができれば、地域の「元気」にもつながるかもしれない。

「医療×α」のかけ算のパターンは数えきれないほどあるだろうが、たとえば、次のような「かけ算」は新たな価値創造のヒントになるかもしれない。

①「リラックス・やすらぎ・安心提供」をかけ算

医療機関

×ホテル

×カフェ

×レストラン

×温泉

×サウナ

×マッサージ

×アート

×音楽

×カウンセリング

×託児

×保険

②「健康提供」をかけ算

医療機関

× 福祉
× フィットネスクラブ
× ジム
× スポーツ
× 料理教室
× 健康食の宅配
× 健康セミナー
× 食産業
× 農業

③「笑顔・娯楽提供」をかけ算

医療
機関

× 遊び
× 漫才

医療機関

× 落語
× 旅行業
× テーマパーク
× 水族館
× 映画
× 図書館

「医療」と「食」のかけ算の重要性

あなたは、次の式の空欄にどのような言葉をいれるだろうか。

おいしい ＝ ［　　　　］。

全国の生活者2000人が入れた言葉をみてみよう（岩崎、2017）。圧倒的に多くの人があげた言葉は、「幸せ」という言葉である。選択肢なしで自由に記述してもらったにもかかわらず、2000人中584人が「幸せ」という言葉を頭に描いて

図表 2–8

おいしい ＝ ○○○

順位	キーワード	出現頻度
1	幸せ	584
2	嬉しい	152
3	楽しい	121
4	幸福	103
5	満足	94
6	笑顔	43
7	食べたい	37
8	元気	32
9	ハッピー	29
10	好き	28

出所：岩崎（2017）

図表 2–9

「食」の先には、幸せがある

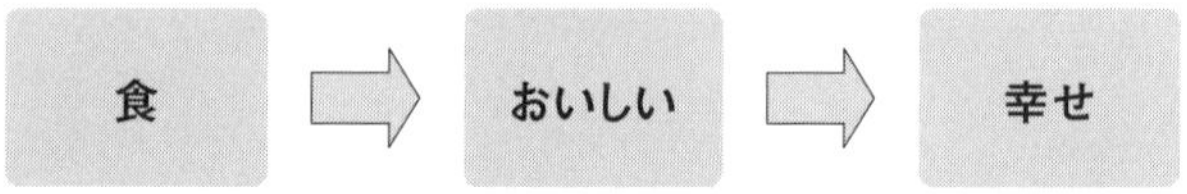

いる。「幸福」「ハッピー」という同義語を加えると、その割合はさらに高まる。

人は、おいしいものを食べると幸福感で満たされるということだ。おいしさはお腹だけでなく、心も満たしてくれる。だから、「海の食材」「山の食材」とは言わないで、「海の幸」「山の幸」と言うのだろう。「食」の先には、「おいしい」があり、「おいしい」の先には「幸せ」がある。「食」は、「幸せ」の起点だということだ。

図表 2−10

病院の食事、ホテルの食事はおいしそうか

(%)

	おいしそう	やや おいしそう	どちらとも いえない	あまりおい しくなさそう	おいしく なさそう
「病院」の 食事	3.1	6.0	25.8	37.9	27.2
「ホテル」の 食事	60.5	26.7	10.8	1.4	0.6

出所：全国生活者1000人調査（2022年2月）

病院の食のイメージ

食は、ホスピタリティを構成する重要な要素である。医療機関にとっても、そこで提供される「食」の重要性は大きいはずだ。

では、生活者は「病院の食」をどのように評価しているのだろうか。全国の生活者に、「病院の食事のイメージ」を聞いてみた。比較対象として、「ホテルの食事」についても聞いてみた。

結果は、図表2−10のとおりだ。

「病院の食事」について、「おいしそう」と回答する生活者は、わずか3・1%しかいない。「ややおいしそう」を加えても1割に満たない。

一方、「ホテルの食事」については、「おいしそう」は60・5%にのぼる。「ややおいしそう」を加えると、87・2%に達する。同じ食事でも、「病院」と「ホテル」では真逆の結果だ。

おいしい病院をつくろう

実際には、病状によるカロリー制限、塩分制限、食材選択の制約、予算的制約など、様々な制約があるにもかかわらず、様々な工夫と努力で、味覚的においしい食を提供している医療機関はあるだろう。「病院食がおいしくない」と思われているのは、「病院の雰囲気で食欲がわかない」ことや、「病気で不安な気持ちで食べてもおいしくない」という心理的な側面もあるに違いない。

人は、味覚だけでなく、「心」でも味を評価している。患者の不安を解消する医療機関の努力は、食のおいしさ向上にもつながるはずだ。人は、五感や頭でも味わっている（図表2－11）。食器や盛り付け、食材のいろどり、提供温度、メニュー表の表現、食べる空間の環境などを工夫することで、おいしさは変化するだろう。

「医療×α」の〝かけ算〟の発想でも、おいしい食を生み出すことができるかもしれない。たとえば、地域振興もからめて、次のような異業種連携も考えられるだろう。

- 地域の農業者と連携して、地元の新鮮でおいしい農産物を利用する
- 地域で人気のレストランのシェフと連携して病院メニューを開発する

図表 2−11

おいしさを生み出すのは、味覚だけではない

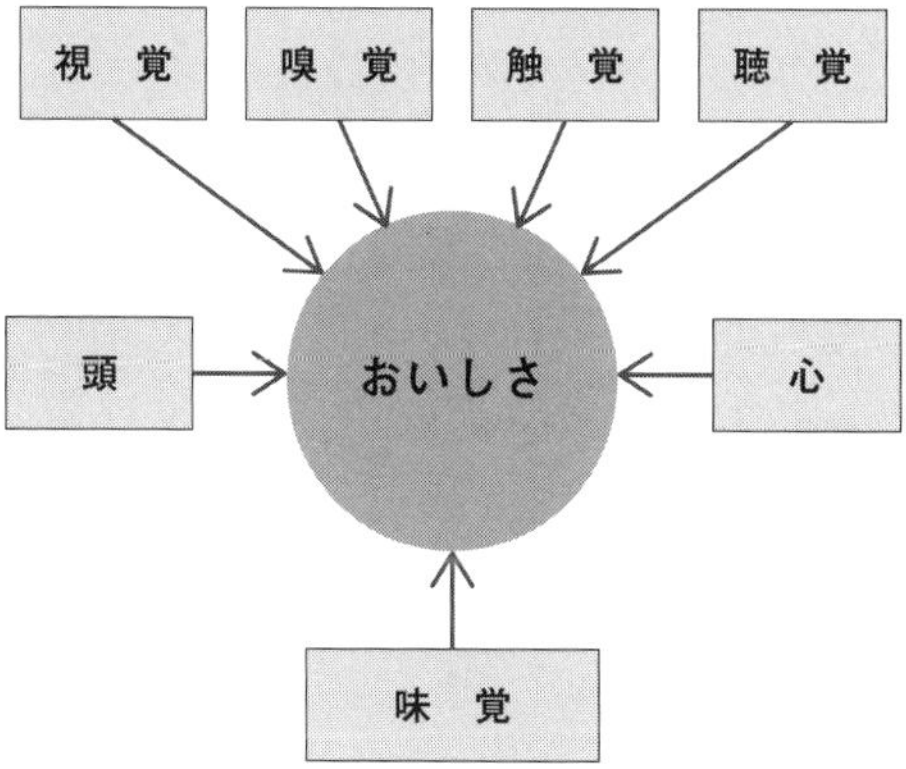

出所：岩崎（2017）

・地域の飲食店と連携して、週に一度くらい自分の好きな飲食店から出前を頼める

一般的に、「病院の食事がおいしくない」と思われているということは、おいしい食を提供することができれば、その病院の評判向上に直結するということだ。事実、食がおいしい病院は、生活者の「口コミ」に乗りやすい。

先に「おいしいの先には、幸せがある」と述べたが、逆に、「まずいの先には、不幸せがある」かもしれない。「食」は、身体と心の健康の源である。「おいしい病院」が増えることを期待したい。

第3章

医療《いりょう》は「サイエンス」であり「アート」である

突然だが、次の文の空欄に、あなたは、どのような言葉を入れるだろうか。

> 雪がとけると、［　　　　］になる。

実際に、全国の生活者1000人に空欄に言葉を一つ入れてもらった（岩崎、2012）。

結果は、図表3−1のとおりである。

図表 3−1

雪がとけると何になる？

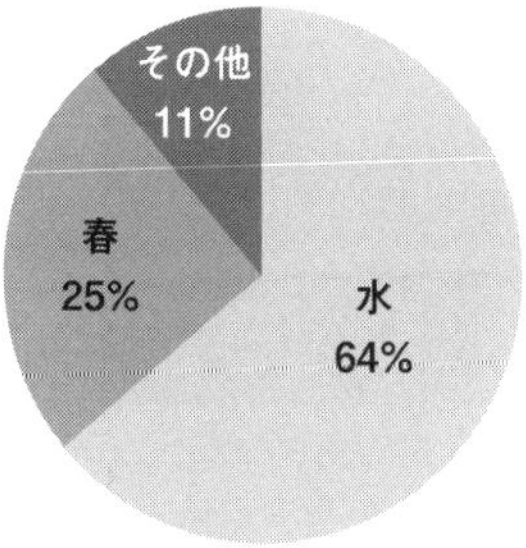

出所：岩崎（2012）

最も多かったのは、「水」と入れた人で、全体の64％に

図表 3−2

「論理タイプ」と「感性タイプ」の回答の違い

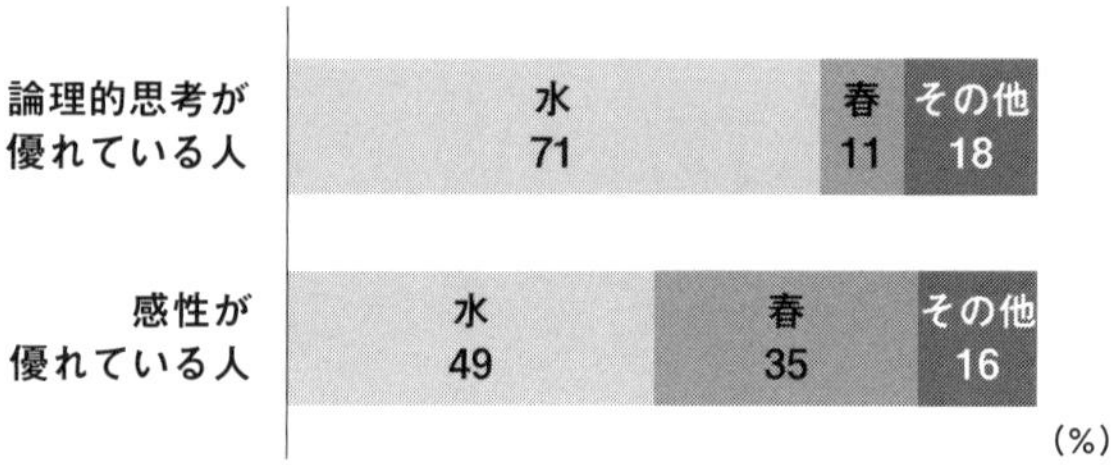

出所：岩崎（2012）

のぼる。次に多かったのは、「春」で全体の25％だ。

自由に単語を入れてもらったにもかかわらず、「水」と「春」の2語だけで全体の9割に達する。日本人は、大きく「水タイプ」と「春タイプ」に分けられるのかもしれない。

興味深いのは、この次だ。

この質問と一緒に、回答者には、自分は「論理的思考が優れている」と思うのか、「感性が優れている」のかを聞いている（図表3－2）。

「論理的思考が優れている」と回答した人に限ってみると、「水」と回答した人が71％にのぼり、「春」はわずか11％である。

一方で、「感性が優れている」と回答した人に限ると、「水」は半数を割り、「春」が前者の3倍以上の35％にのぼる。

つまり、「水タイプ」＝〝論理〟、「春タイプ」＝〝感性〟といった傾向がみられるということだ。

「論理」と「感性」のバランスが大切

「雪がとけると〝水〟になる」。実験室で試験管に雪を入れて、とかすと水になる。再現性があり、法則性がある。すなわち、サイエンスだ。

一方、「雪がとけると〝春〟になる」。雪をとかしても水にならない。こちらは情緒的な発想であり、法則性はない。すなわち、アートである。

マーケティングに成功するためには、「〝水〟の発想」（サイエンス）と「〝春〟の発想」（アート）のバランスが大切だ。

顧客をひきつけるためには、顧客の「頭に訴える＝サイエンス」とともに、顧客の「心に訴える＝アート」ことが欠かせない。

- **サイエンス（論理、理性、機能）＝頭に訴える**
- **アート（感性、感情、情緒）＝心に訴える**

あなたが所属する組織のメンバーに、さきほどの質問をしてみてほしい。ほぼ全員が

図表 3−3

頭と心に訴える

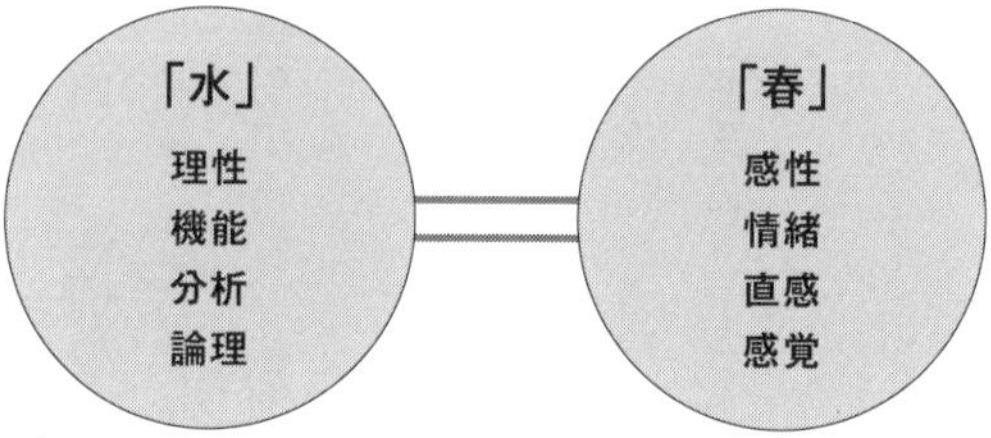

「水」と答えたら、マーケティングに苦戦する可能性が高いはずだ。逆に、ほぼ全員が「春」と答える組織も要注意かもしれない。「水」と「春」のバランスが取れている組織が理想的だろう。

大切なのは、サイエンスとアートのバランスが取れたマーケティングが実践できているか。**顧客の「頭」だけでなく「心」もとらえることができるか**、ということである。

医療も同様である。選ばれる病院になるためには、患者の頭（理性）だけではなく、心（情緒）にも訴える必要がある。医療は、サイエンスでもあり、アートでもある。あなたが所属する組織は、どのように生活者の「感性」や「情緒」に訴えているだろうか。

患者にとって良い医師とは

体調不良で医療機関に行くとすると仮定しよう。あなたは次のA医師とB医師のどちらを選ぶだろうか。

- **A医師　技術はありそうだが、人間味がない医師**
- **B医師　技術は普通だが、人間味がある医師**

おそらく悩んでしまうはずだ。なかなか選べない。

全国の生活者に次の質問をしてみた。

あなたにとって、良い医師とは？　自由に記述してください。

年代や性別にかかわらず圧倒的に多かったのは、以下のような回答である。

「技術があって、患者の気持ちがわかる医師」（20代女性）
「親切で、腕が良い」（30代女性）
「腕がよく、思いやりがある」（40代女性）
「技術はもちろんの事、親身になってくれる医師」（50代女性）
「腕の良い、優しい先生」（60代女性）

図表 3−4

良い医師とは?

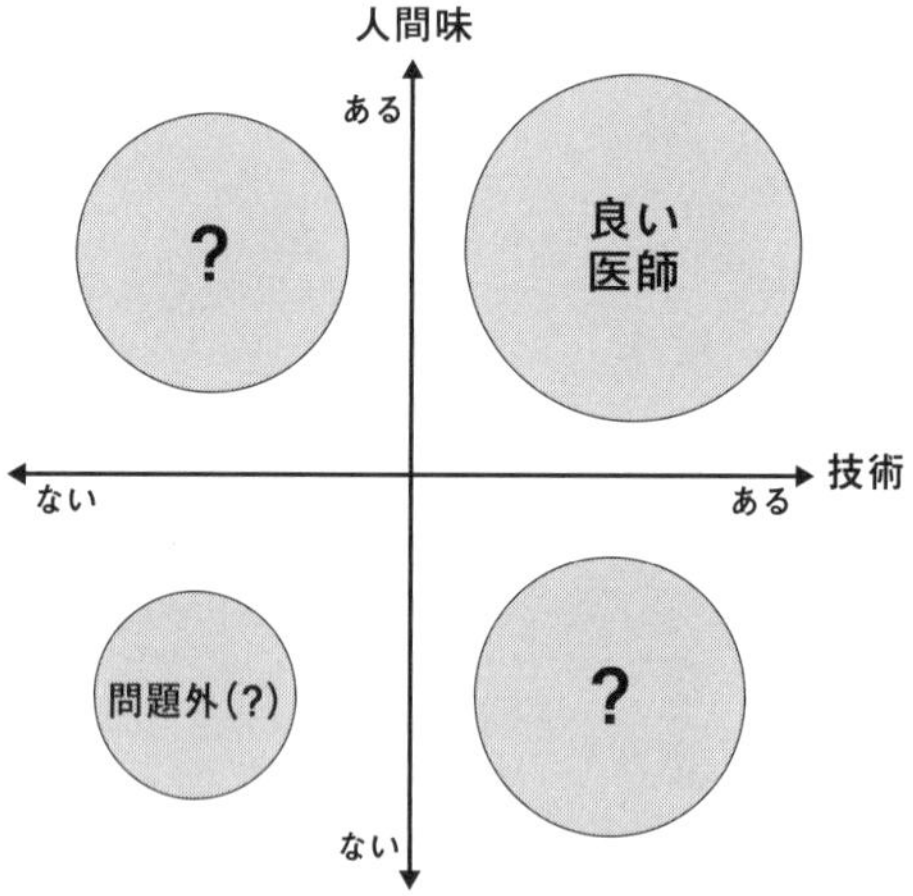

「腕が良く、人も良い」(20代男性)

「腕が良く、よく話を聞いてくれる医師」(30代男性)

「人情味があり、技術力もある」(40代男性)

「技術と思いやりの両方がある」(50代男性)

「うまく、親切な医者」(60代男性)

これらの意見からわかることは、生活者からの**医師の評価は、「技」と「心」がワンセットになっている**ということだ。患者が選ぶのは、上記のA医師でもB医師でもない。技術と人間味を兼ね備えた医師である。

「技」と「心」の〝かけ算〟

生活者の声からは、「技」と「心」の〝かけ算〟で、医療の質は決まることが明らかだろう。人の「健康」とは、身体的だけでなく、精神的にも満たされた状態である。医療機関は、治療をするだけの場所ではなく、医療者は、ただ病気を治せばよいというわけではない。患者の心のケアも欠かせないということだ。

「医療の質」＝「技術」×「心」

この式が示すとおり、「医療の質」の向上のためには、「技術」（式の第一項）に関わる評価をあげるとともに、「心」（式の第二項）に関わる評価をあげることが必要になる。

ただし、「技術」の違いは、患者には認識することが難しい。医療は、売り手と買い手の「情報の非対称性」（情報知識の格差）が極めて大きい分野である。医療サービスは、実際に経験をしたとしても、患者にはその評価が難しい。患者が認識する「技術」の評価を高めることはハードルが高いということだ。

加えて、医療におけるＡＩ（人工知能）の活用の進展や、医療技術のデジタル化によって、技術だけでは、競争相手との違いを出せない時代が来るかもしれない。

図表 3−5

選ばれる医療機関

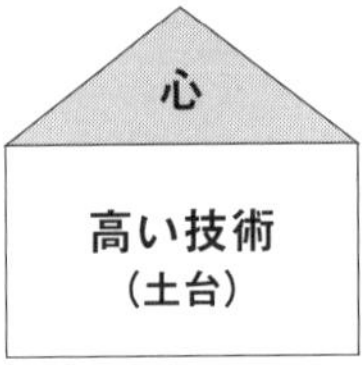

ＡＩは心の代わりにならない

患者にとって、医療機関との間に大きな違いがでるのは「心」の部分だろう。「ハイテク化」が進めば進むほど、「ハイタッチ」（人間同士の心の触れ合い）のニーズも高まる。

心の交流は、人間にしかできない分野である。ＡＩには感情がないので、患者との心の交流は不可能である。**ＡＩは、人の「頭」の代わりにはなるが、「心」の代わりにはならない。**

高い技術を土台として、人の心や感性に訴える医療機関になれるか。これが、選ばれる医療機関になれるか否かのポイントになるだろう。

第4章

医療は究極のサービス業

全国の生活者に、「病院はサービス業と思いますか」と聞いてみると、半分がイエス、半分がノーと答える（図表4－1）。年代や性別にかかわらず、この傾向は変わらない。

医療関係者に、「医療機関はサービス業」であると話すと、「サービス業？ そんなことはない」「我々はレストランやホテルとは異なる」「テーマパークと一緒にするのか」という人もいる。

はたして医療機関は、サービス業なのだろうか。まず、

図表 4－1

病院はサービス業だと思うか

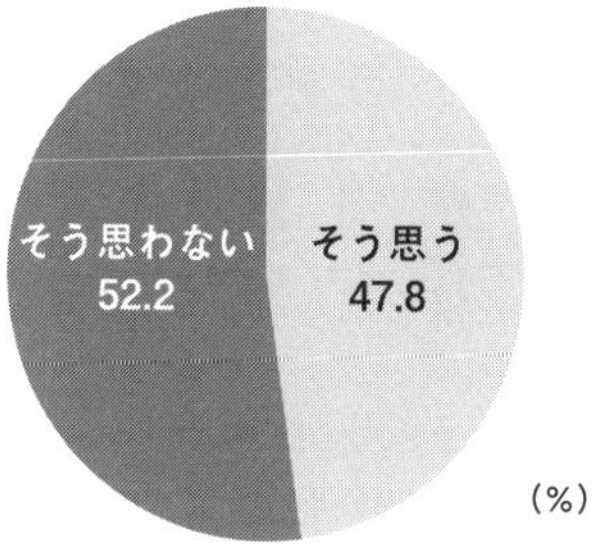

出所：全国生活者1000人調査（2022年2月）

「サービスの特性」をみてみよう。一般的には、以下の6つの特性があげられる。

【サービスの特性】

①「無形性」……サービスには形がない
②「消滅性」……サービスは作り置きができない
③「変動性」……サービスは品質が一定ではない
④「生産と消費の同時性」……サービス業は生産したときが、消費するときである
⑤「顧客との共同生産」……顧客はサービスを受けるだけでなく、サービスの生産にも関わる
⑥「過程の重要性」……サービスは、結果だけでなく、過程（プロセス）も大切である

これら6つの特性は、いずれも医療機関にも当てはまる。そう考えると、医療機関はサービス業であると言ってもよいだろう。

以下では、医療の文脈で、ここにあげたサービスの6つの特性を具体的に検討していこう。

サービスの特性1「無形性」

モノと違うサービスの第一の特徴は「無形性」である。医療サービスには形がない。医療は、薬や医療機器などのサポートは受けるが、治療行為には形がなく、目には見えない。

- **モノのマーケティング　……　形のあるものを提供**
- **医療機関のマーケティング　……　形のないものを提供**

モノは試すことができるが、治療は試すことができない。食べモノには「試食」、飲みモノには「試飲」、着るモノには「試着」、乗りモノには「試乗」（車）はあるが、医療機関には「試治療」も「試手術」もない。医療の現場で、**「試しに、切ってみましょう」はありえない**。

形がなく、お試しもできないので、顧客は不安を感じやすい。第2章で、医療機関は

「不安解消業」と再定義したが、無形性ゆえに患者が抱く不安をどのように低減させるのかが課題となる。

- **モノはお試しが可能　……　試食、試飲、試着、試乗**
- **医療サービスはお試しができない　……　試治療？　試手術？**

このような不安解消に欠かせないのは、医療の質の「有形化」である。すなわち、品質を知るための「手がかり」を提供することである。

たとえば、なぜ医療者は、白衣などの「制服」を着るのだろうか。それは、**「制服」が信頼の〝手がかり〟になっている**からである。Ｔシャツと短パンで治療を行っている医師をイメージしてほしい。信頼できそうだろうか。おそらく不安を感じるはずだ。

医療だけではなく、極めて高い信頼性が求められる職業（たとえば「警察官」「パイロット」など）に制服があるのも、同じ理由である。

医療機関のホームページ（ウェブサイトのトップページ）も、生活者にとって、重要な品質の手がかりとなる。

図表 4−2

医療機関を選ぶとき、インターネットで検索しますか

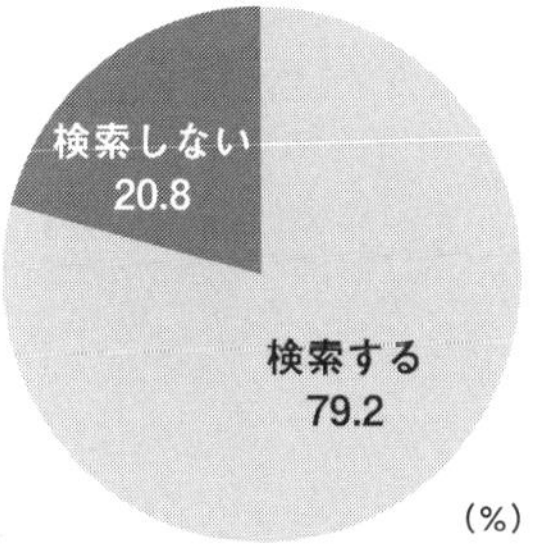

出所：全国生活者1000人調査（2022年2月）

医療機関を選択する場合、その医療機関に関する情報をインターネットで検索するかを聞いたところ、8割が「検索する」と回答している（図表4−2）。今や、ホームページは、病院や医院の「顔」になっていると言っても過言ではないだろう。

「〝ホームページで確認しました〟と、はじめて利用する患者に言われます。ホームページを充実した方がよいと改めて思いました」（看護師）

自院のウェブサイトは、アクセスした人に「安心感」「信頼感」を与えるだろうか。患者の「不安を解消」するようなイメージになっているだろうか。今一度、確認してみよう。

もし、自院のウェブサイトが存在しなければ、作成する必要があるだろう。生活者がその医療機関をインターネットで検索したときに、ホームページが見つからなければ、マイナスの印象になってしまうかもしれない。

「制服」や「ホームページ」以外にも、「看板」「建物」「設備」から「スタッフの態度」まで、**患者の目に入るものすべてが、医療の品質の〝手がかり〟になる。**

たとえば、看板は、単に医療機関名を表示するものではない。医療の質の手がかりである。薄汚れた看板は、治療の質の低さを連想させる。トイレなどの設備も同様である。もし、トイレが汚ければ、医療の質も低いと判断されるだろう。

看板、建物外観、内装などに毎日接触していると、物理的には見えているのに、心の目には見えなくなることが多々ある。気づかぬうちに看板などが汚れ、「負の〝手がかり〟」になっていることもある。

選ばれる医療機関になるためには、品質の〝手がかり〟という視点で、定期的に「看板」「内装」などの状態を見直すことが大切である。

医療スタッフ自身も品質の手がかりになっている。スタッフの態度が悪かったり、仕事中の私語などがあったりすると、マイナスの手がかりになってしまう。

とくに、患者との最初の接点となる「受付スタッフ」の印象は、重要な手がかりだ。受付は、医療機関の「顔」ともいえる。だが、生活者の声を聞くと、受付がマイナスの手がかりになっているケースも多いので、要注意だろう。

「受付の人が、すごく感じが悪い」（60代女性）

「受付の態度がとても悪い」（30代女性）

「受付の対応が悪かった。高圧的な態度を取られた」（20代女性）

【医療の質の〝手がかり〟の例】

制服、ホームページ、建物外観、看板、内装、トイレ、受付、スタッフの態度など

サービスの特性2「消滅性」

モノ（有形財）は作り置きができるし、在庫もできる。たとえば、チョコレートは、需要が急増するバレンタインデーにあわせて、作り置きをすることが可能である。

一方、医療サービスは、現場で消滅してしまうため、作り置きができない。倉庫に在庫

することもできない。今日は多忙だからといって、**診察を後回しにすることも、手術を後回しにすることも不可能だ。**

ゆえに、医療サービスにおいては、「需要」と「供給」のギャップが発生しやすい。医療機関で、待ち時間が長くなり、待ち時間に関する不満が発生しやすいのは、このためである。

サービス業において、需要と供給のギャップを解消する方法が「予約」であるが、予約をしても待たされるのが医療機関である。医療機関の予約に対する不満は多い。

「予約時間よりだいぶ待たされてから名前を呼ばれる。何のための予約時間？」（60代女性）

「予約を入れているのに待ち時間が長すぎる。多少の前後は理解ができるが、1時間以上ずれると予約の意味がない」（40代男性）

「予約があるのに1時間の待ち時間はないと思う」（60代女性）

「予約を入れたのに、2時間待たされた。何のための予約かわからない」（30代女性）

「予約を取っていても2時間以上も待たされる」（50代女性）

「予約して行っているのにもかかわらず、3時間以上待たされ、5分診療」（40代女性）

医療機関の予約時間は、実は「予約」になっていないということだろう。予約時間ではなく、「待合室への入場時刻」もしくは「長い待ち時間のスタート時刻」になっている。

医療機関の予約時間 ＝ 待合室への入場時刻（？）

医療機関における「待ち時間の問題」や「待ち時間の対策」は極めて重要である。この点については、第6章であらためて検討しよう。

サービスの特性3「変動性」

モノ（有形財）は、商品の標準化・規格化が可能である。たとえば、同じブランド・同じ機種のスマートフォンであれば、基本的にどの店で購入しても品質は同じである。

一方、**医療サービスは、モノのように標準化・規格化ができない**。医療者の技術やコミュニケーション力は、みな同じではない。まったく同じ治療をしたとしても、症状の程度、体力、生活環境など、患者側の要因によっても結果は異なってくる。さらに、医師と患者の関係性も、医療の品質に影響を及ぼす。

ファストフード業などであれば、マニュアル化によって、品質の変動性を最小限にすることができるだろう。一方、医療は最もマニュアル化になじまない分野である。患者は一人ひとり違う。**「平均患者」という患者は存在しない。**

「私に目もくれず、流れ作業のように診察を行っていたことが不満でした」（20代女性）

「流れ作業のように自分が扱われていると感じた」（20代男性）

「画面のデータを見て、〝薬を出しておきますね〟だけで終わる」（50代男性）

一人ひとりの患者に合わせた対応、すなわち「変動性」にこそ医療の価値があるはずである。人はモノではないので、患者が「流れ作業」と認識し不満を感じてしまう医療は、本来ありえないはずだ。

サービスの特性4「生産と消費の同時性」

医療サービスは、生産するときが、消費するときである。ゆえに、医療サービスは「不可逆」である。つまり、やり直しがきかない。「今回の手術は失敗だったが、次回で挽回」ということはありえない。

モノであれば、何かしら不具合があったときに返品や交換、作り直しが可能であるが、医療サービスは、たとえ不具合があったとしても、交換も返品もできない。「治療の返品・交換」「手術の返品・交換」はありえない。一回一回が真剣勝負だということである。

- **モノは返品・交換が可能　……　食品、飲料、洋服、車を返品・交換する**
- **医療サービスは返品・交換ができない　……　治療、手術を返品・交換する?**

サービスの特性5「顧客との共同生産」

モノの場合は、顧客との共同生産の場面はほとんどない。あなたが着ている服、乗っている車、手にしている筆記具を考えてみよう。自分が生産に携わった商品はあるだろうか。おそらくないはずだ。

一方、医療は、医師と患者の共同作業である。患者は、医療サービスを受けるだけでなく、医療サービスの生産にも関わる。実際、治療方法の選択は、最終的には患者にゆだねられる場合も多い。患者の希望によって治療方針が変わることもある。**患者は、医療サービスの「共同生産者」**といってよい。

治療は、診察室だけでは完結しない。患者の日々の行動によっても、治療の質や成果は変わるからだ。いかに優れた医師であっても、患者が「症状を伝えない」「指示された薬を飲まない」「酒を飲まないように言われたのに飲み続ける」「安静にしているように指示を受けたのに動き回る」といったことがあれば、質の高い医療サービスの提供は不可能だろう。

こう考えると、医師の役割は、治療だけではないことがわかる。患者が「自らの意思で病気を治そうという気持ち」に力を貸すことも大切な役割である。**医師と患者は、同じ方向をみるパートナー**なのである。

サービスの特性6「過程の重要性」

モノと違うサービスの特徴は、「結果」だけでなく、「過程（プロセス）」が重要になることである。たとえば、飲食サービスを考えてみよう。たとえ料理が良くても、雰囲気や接客が悪ければ、二度とその飲食店には行きたくないと思うはずだ。

とくに、医療サービスにおいては、プロセスを適切に管理することが欠かせない。治療は長期にわたることも多いからだ。数カ月、数年かかることも珍しくない。先の見えない治療、結果の見えない治療もある。

病気が治ったとしても、治療の過程でいやな経験をしたら、満足することはできないはずだ。心が傷ついた患者は、二度とその病院には行きたくないと思うだろう。

一方、残念ながら亡くなってしまったけれど、「患者のために力を尽くしてくれた」と医師・病院の対応に心から満足していることもある。

選ばれる病院になるためには、「結果」の満足度だけでなく、「過程」の満足度を高めることが欠かせないということだ。

医療機関への満足　＝　「結果の満足」　＋　「過程の満足」

医療は、旅、登山、小説、映画などと似ているかもしれない。いずれも、過程自体に価値がある。

旅の目的は自宅に帰宅することではない。小説の結末だけを知ることに意味はないだろう。ラストシーンだけの映画はありえない。ヘリコプターで一気に山頂にいく登山は考えられない。

「旅の過程にこそ価値がある」（スティーブ・ジョブズ）

医療サービスは、「終わりよければ全てよし」ではない。そこに至るまでの「過程」が極めて重要になる。病院や医院は、人生という旅の途中で生じた〝不〟を解消してくれる場である。患者に選ばれるのは、優れた「過程」を構築し、実践することができる医療機関だろう。

医療は究極のサービス業である

医療機関はサービス業であると述べたが、医療機関は単なるサービス業にとどまらない。「究極のサービス業」といってよいかもしれない。

なぜなら、医療は、一般的なサービス業（たとえばホテル、テーマパーク、レストラン等）が有する性質に加え、次のような特徴を持つからだ。

① 人の命や人生にも関わる
② 「不」から始まる
③ 「できれば行きたくない」と思われている
④ 情報の非対称性が大きい

順にみてみよう。

① 人の命や人生にも関わる

医療は、患者の日々の生活に影響を及ぼすことがある。患者の人生を左右することがある。患者の命に関わることもある。人の命や人生に関わる医療機関は、極めて高度な専門性が要求される究極のサービス業である。

「人の命」に関わるテーマパークもレストランもないはずだ。もし、人の命に関わるレストランがあったら怖い。人の命に関わるテーマパークには誰も行きたくないだろう。

図表 4−3

医療サービスは「不」から始まる

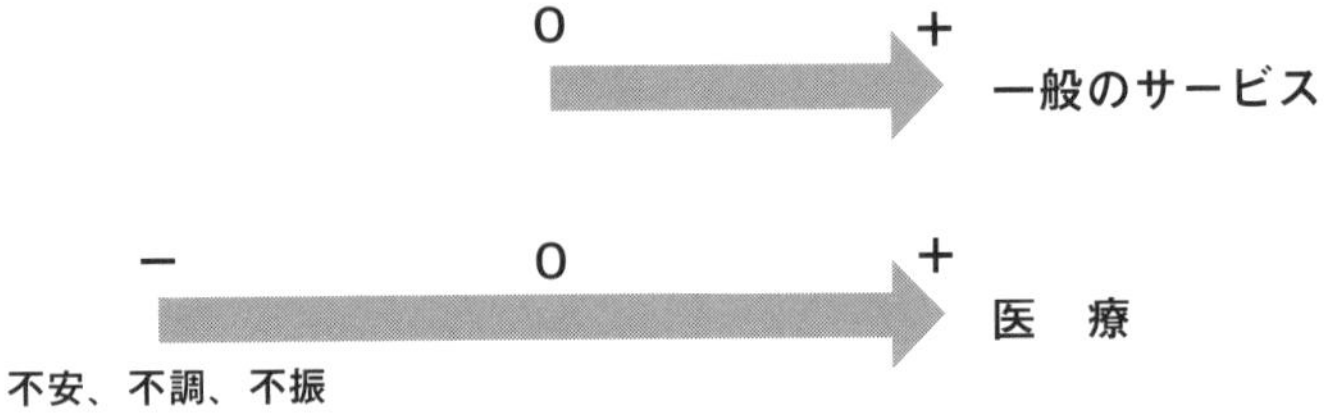

②「不」から始まる

医療は、不調・不振・不安といった「不」から始まる。他にも、不快、不便、不良、不具合、不機嫌、不自由など、場合によっては、不治ということもある。

「不」から始まるサービスは数少ない。「不調」だから、テーマパークに行こうという人はいないはずだ。「不振」だからレストランに行く人もいないだろう。

生活者が医療機関に求める価値は、「不安解消」である。だとすると、選ばれる医療機関になるためには、「マイナスをゼロにする（治す医療）」という発想だけでなく、「マイナスをプラスにする（不安を解消し、元気にする医療）」という発想も求められるはずだ。「不」から始まり、「不」を解消するだけでなく、安心や笑顔といったプラスの価値を生み出してくれる医療機関は、究極のサービス業である。

図表 4−4

医療は、不安・不調から安心・笑顔までのプロセス

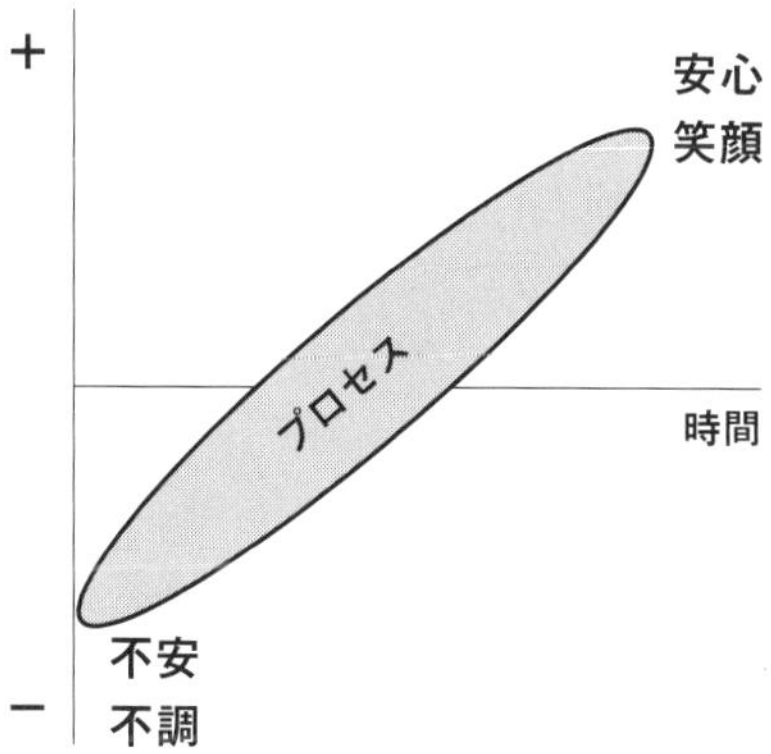

③「できれば行きたくない」と思われている

既述のとおり、生活者にとって、医療機関は「できれば行きたくない場所」「ストレスを感じる場所」の筆頭である。

テーマパークやレストランには、「行きたい」から行く。このような分野では、生活者は「能動的」で「積極的」だ。もしも、レストランに「行きたくない」なら、行かなければよい。テーマパークに行きたくないなら、行かなければよい。

一方、病院には「行きたくない」けど、行かなければならない。医療分野では生活者は、「受動的」で「消極的」である。

行きたい　　：テーマパーク、レストラン
行きたくない：病院、医院

「行きたくない」と思っている生活者の心を引きつけ、患者を満足させる医療機関は、究極のサービス業である。

④情報の非対称性が大きい

医療サービスにおいては、医療者と顧客の間には、大きな情報のギャップが存在している。

テーマパーク、レストラン、ホテルなどのサービスであれば、メニュー、料金表、パンフレット、ウェブの情報、写真などによって、どのようなサービスを受けることができるのかを利用者はイメージしやすい。また、自ら体験することによって、品質を経験的に評価することは可能である。ゆえに一般的なサービスは、「経験財」と呼ばれる。

一方、医療機関に関しては、パンフレットや写真などをみても、どのような治療を受けることができるのかがわかりにくい。実際に治療を経験したとしても、患者は品質を評価することが難しい。医療は、医療者と患者の「信頼」が前提となる。医療サービスが、「信頼財」といわれる所以だ。両者の信頼で成り立つ医療サービスは、究極のサービス業であるといっていいだろう。

- 一般的なサービス　……　経験をすると評価が可能　↓　「経験財」
- 医療サービス　……　経験をしても評価が困難　↓　「信頼財」

医療機関と無縁の人はいない

人は、病を避けることはできない。テーマパークとは無縁の人がいるかもしれないが、一生のうち、医療の世話にならない人はいないはずだ。

ここまで述べたとおり、生活者にとって、医療機関は究極のサービス業である。利用者に高い満足を提供し、選ばれ続ける医療機関になるためには、マーケティング的な発想と患者目線の行動が極めて重要なのである。

第5章

患者満足度の測り方、高め方

患者満足は何によって生み出されるのか

あなたは次の文章の空欄にどのような言葉を入れるだろうか。

> 病院＋「　　　　」＝満足

医療機関の使命は、患者や生活者が「満足」する医療を提供することである。だとすると、この文章の空欄に、「生活者」が入れる言葉は、医療機関のマーケティングにとって極めて重要になるはずである。

実際に全国の生活者に自由に言葉を入れてもらった。どのような言葉が多く出現したのだろう。

結果は、図表5－1に示すとおりである。生活者が空欄に入れた言葉を見ると、患者の医療機関に対する満足は、大きく2つの要因から構成されることが示唆される。ひとつが、検査・治療・診察・完治などの「治療要因」だ。もうひとつが、優しさ・安心・丁寧・説明・対応といった「コミュニケーション要因」である。

患者の満足度を高めるためには、「治療要因」と「コミュニケーション要因」の〝掛け算〟が欠かせないということが伺われる。

患者の満足 ＝ 治療要因 × コミュニケーション要因

図表5－1に示した上位10単語の出現頻度を合計してみると、「コミュニケーション要因」（209回）が「治療要因」（158回）を3割程度上回っている。医療機関における患者とのコミュニケーションの重要性を示唆する結果だろう。

人は感情で意思決定をするといわれるが、選ばれる医療機関になるためには、患者との

図表 5−1

病院＋「　　」＝満足

順位	キーワード	出現頻度	（満足要因のタイプ分け）
1	治療	71	（治療要因）
2	優しい・優しさ	53	（コミュニケーション要因）
3	安心	47	（コミュニケーション要因）
4	完治	35	（治療要因）
5	丁寧	34	（コミュニケーション要因）
6	診察	33	（治療要因）
6	説明	33	（コミュニケーション要因）
8	対応	22	（コミュニケーション要因）
9	親切	20	（コミュニケーション要因）
10	検査	19	（治療要因）

出所：全国生活者1000人調査（2022年3月）

コミュニケーションを重視し、患者の心に訴えることが欠かせないということだ。

医療機関を「治療業」と考えると、「治療要因」ばかりに目が向くことになるかもしれない。一方、第2章で提案したように医療機関を「不安解消業」と再定義すると、「治療要因」と「コミュニケーション要因」の双方向に目が向くようになるはずだ。

医療機関にも「健康診断」が必要だ

生活者と同じく、医療機関にも定期的な健康チェックが欠かせない。**病院や医院の「健康診断」に相当するのが、患者満足度調査である。**

医療機関の〝健康〟の維持・持続的な発展のためには、患者からの評価や患者の声を定期的に収集し、その分析を行い、経営に生かすことが必要だろう。分析結果は、経営者だけでなく、全スタッフにフィードバックし、医療の現場での活動に活用することが大切である。

すでに多くの医療機関で、患者満足度調査が行われているが、その大部分は患者満足度の把握にとどまっている。多くみられるのは、次のような調査だろう。

- 調査の結果、項目Aについては、70%の患者が満足していることがわかりました。この項目の満足度は、前年に比べ2ポイント高くなっています。
- 満足度が最も高い項目は、Bで80%でした。一方、最も満足度が低いのは、項目Cで60%でした。

これは「マーケット・リサーチ」（市場調査＝現状把握）であって、「マーケティング・リサーチ」（行動につながる情報の抽出）ではない。ここで示されているのは、単なる結果としての数値だけである。

「我々の病院においても患者アンケートを実施しているが、患者さんが我々の病院に何を

求めているのかを引き出すことができない」(看護師)

欲しいのは「数値」ではなく、「情報」

患者満足度を高め、選ばれる医療機関になるために、欲しいのは単なる「数値」ではない。行動につながる「情報」である。

たとえば、現在の患者満足度が70％であるならば、「満足度を70％から80％、90％に高めるためには、何をすべきか」「満足していない30％に満足してもらうためには、どうすべきか」という情報が必要となる。

・マーケット・リサーチとは

市場の実態を把握することを目的とした調査(例：患者満足度を把握する)

「70％の患者が満足している」

・マーケティング・リサーチとは

とるべき戦略を知るための調査（例：患者満足度を高める）

「満足度を80、90％に高めるためには何をすべきか」

「満足していない30％を満足させるためには何をすべきか」

患者満足度のマーケティング・リサーチ

患者満足度を向上させるためには、現状の患者満足度を把握するだけでなく、患者満足度が何によって規定されるのかを把握することが不可欠となる。患者満足度の規定要因がわかれば、具体的な行動につなげることができるはずである。

このようなとき役に立つのが、「回帰分析」である。回帰分析は、因果関係を分析する代表的な予測モデルである。原因に相当する変数（「説明変数」と呼ばれる）を利用して、ある結果を予測する。結果に相当する変数は「目的変数」と呼ばれる。

説明変数（原因）→目的変数（結果）

たとえば、病院において、「医師の技術」に対する患者の評価が向上すると「患者満足度」は高まると仮定しよう。この場合、原因に相当する「医師の技術」が説明変数になる。結果に相当する「患者満足度」は目的変数である。

回帰分析のうち、1つの説明変数で目的変数を予測するものを「単回帰分析」という。一方、複数の説明変数で、目的変数を予測するものを「重回帰分析」という（重回帰の「重」は「複数」の意味）。

単回帰分析よりも、重回帰分析の方が一般的に予測精度は高くなる。このことは、「患者満足度」（目的変数）を「医師の技術」だけから予測するよりも、「医師の技術」と「医師の態度」の2変数を用いて予測する方が、説明力が高くなりそうなことからも推測できるだろう。

説明変数が2つ（たとえば、医師の技術、医師の態度）の重回帰分析モデルを、式に表すと下記のとおりである。

$$y = a + b_1x_1 + b_2x_2$$

ここで、yは「患者満足度（総合満足度）」

x_1は、たとえば「医師の技術」に関する評価

x_2は、たとえば「医師の態度」に関する評価

aは定数項

b_1、b_2はそれぞれの変数の傾き（回帰係数）であり、患者満足度への影響度を示す。

患者満足度の測定尺度

回帰分析を利用した患者満足度調査を行うためには、患者による主観的な評価である満足度を「数値化」する必要がある。では、どのような尺度（スケール）で満足度を把握すべきだろうか。

①何段階で評価すべきか

●3段階

3	満足	2	どちらともいえない	1	不満

3段階尺度は、数値データとして扱うには、段階が少なすぎる。すなわち、満足度の平均値、相関などを算出するには無理がある。1（不満）～3（満足）の数字は、分類を示す変数（カテゴリー変数）としての利用にとどめる。

●4段階

4	満足	3	やや満足	2	やや不満	1	不満

4段階尺度についても、数値データとして扱うには、段階が少ない。満足度の平均値、相関などは算出せず、カテゴリー変数としての利用にとどめたほうがいい。

●5段階

5　満足	4　やや満足	3　どちらともいえない
2　やや不満	1　不満	

5段階尺度であれば、一般的に数値データとして分析することは可能である。平均値や相関を計算しても、意味のある結果が経験的にも得られる。実際の顧客満足度分析においても、5段階スケールが利用されることが多い。

なお、5段階尺度では、3（どちらともいえない）が選ばれやすいという「中立化傾向」が起こりやすいことが指摘されている。

●6段階

6　とても満足	5　満足	4　やや満足
3　やや不満	2　不満	1　とても不満

6段階尺度は、「どちらともいえない」という選択肢がないので、中立化傾向は避けられる。「満足」か「不満足」なのかを明確に区分したいときには有効である。

6段階尺度は、数値分析の前提となる等間隔性を仮定しにくいことが指摘される。たとえば、「とても満足」（6）と「満足」（5）の差は1であり、「やや満足」（4）と「やや不満」（3）の差も同じく1であるが、前者に比べ後者は、満足から不満まで幅があるため、間隔はより広いといえる。

・7段階

7　とても満足　6　満足　5　やや満足
4　どちらともいえない　3　やや不満　2　不満　1　とても不満

7段階尺度であれば、一般的に、数量データとして分析しても問題はない。6段階と違い、数値の等間隔を仮定しやすい。実際の顧客満足度分析でも、5段階尺度とともに7段階尺度が利用されることが多い。5段階尺度と比較すると、「中立化傾向」を緩和できる。

・8段階以上

8段階以上になると、選択肢に相当する数字が細かくなるため、回答者が答えにくくなる傾向がある。7段階までであれば、「7＝とても満足」など、満足度の言語化ができるが、

8段階以上になると言語化が難しくなる。また、調査対象者数が限られるときには、回答者にほとんど選ばれない選択肢（数字）が生じ、カテゴリーとしての分析が難しくなることもある。

10段階や11段階の尺度が使用されることもあるが、経験的には、5段階や7段階と比較して、得られる結論にあまり違いはないようである。

なお、満足度などに数字を割り当てるときには、肯定的なものほど（すなわち、満足度が高いほど）、大きくなるようにしたほうが解釈をしやすい。たとえば、5段階尺度であれば、「満足」を5、「不満」を1として数値化する。「満足」を1、「不満」を5とはしない。

ポイント：患者満足度の尺度は、5段階か7段階が利用しやすい

5段階：
満足5、やや満足4、どちらともいえない3、やや不満2、不満1

7段階：
とても満足7、満足6、やや満足5、どちらともいえない4、
やや不満3、不満2、とても不満1

②程度のつけ方

満足度の程度のつけ方は、下記のとおり、大きく2つのタイプに分かれる。

（タイプ1） 第一は、「満足」「不満」を両端に配置するタイプである。

5　満足	4　やや満足	3　どちらともいえない
2　やや不満	1　不満	

（タイプ2） 第二は、「とても満足」「とても不満」を両端に配置するタイプである。

5　とても満足	4　満足	3　どちらともいえない
2　不満	1　とても不満	

タイプ1、2は、どちらが優れているということではなく、どちらを採用するかは、分析者の判断に任される。時系列的に満足度の変化を把握するには、一度決めたタイプは継続する必要がある。

ここで大切なのは、いずれのタイプでも、「トップボックス」を選んだ回答者の割合が重

図表 5−2

トップボックスに注目

トップボックス

5 満足	4 やや満足	3 どちらともいえない	2 やや不満	1 不満
5 とても満足	4 満足	3 どちらともいえない	2 不満	1 とても不満

要になるということである。トップボックスとは、選択肢の一番左端の項目である。タイプ1では「満足」、タイプ2では「とても満足」がトップボックスになる（図表5－2）。

本当に満足している顧客、リピーターになる顧客、口コミをしてくれる顧客の大半は、「トップボックス」を選択する顧客である。

実際に医療機関で行われている患者満足度調査をみると、「トップボックス」と「セカンドボックス」の合計値（たとえば、タイプ1だと「満足」と「やや満足」の合計値）を「満足度」として評価をしているケースが多いが、最も注目すべきは「トップボックス」を選ぶ顧客の割合である。

何が患者満足度に影響しているのか

続いては、全国生活者調査（全国の生活者1200人を対象）で得られたデータを用いて、実際に患者満足度分析を行ってみよう。

患者満足度は、どのような要因によって決まってくるのだろうか。

図表 5−3

どのような要因が患者満足度に影響するのか

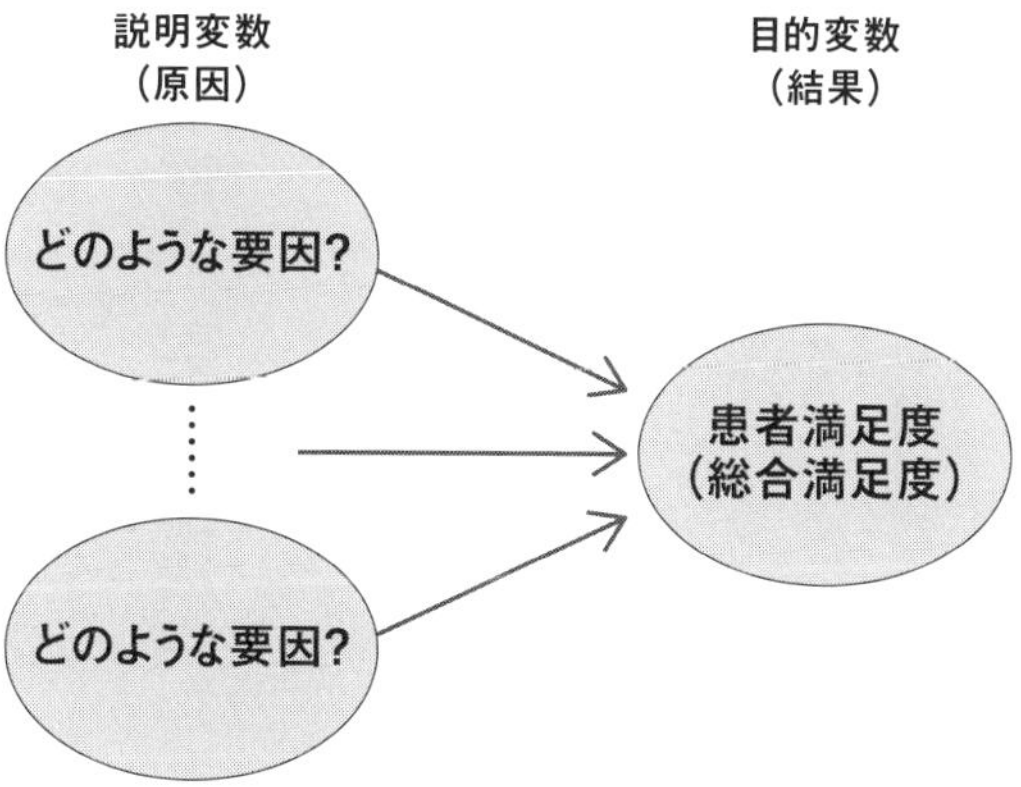

医療者の技術だろうか、医療者の態度だろうか、それとも何か他の要因が影響するのだろうか。患者満足度の規定要因を明らかにすることができれば、選ばれる医療機関になるための方策がみえてくるはずである。

この調査では、生活者に「直近1年間で、治療のために行った病院・医院」を具体的に1ヶ所思い浮かべてもらい、その病院・医院に対する「満足度」などに関して評価を聞いている。

分析に利用したデータは次の2種類のデータである。

① 患者満足度に影響を及ぼす可能性がある諸変数。これが「説明変数」になる。具体的には「医師」「看護師」「待ち時間」「設備」「ア

クセス容易性」などに関する変数について5段階尺度で評価を求めた。

②　その医療機関への総合的な満足度を示す「患者満足度」。これが「目的変数」になる。患者満足度は「満足」5〜「不満」1の5段階スケールで評価を求めた。

分析方法は重回帰分析である。重回帰分析には複数の手法があるが、ここでは、患者満足度に有意な影響を及ぼす変数を統計的に抽出する手法（ステップワイズ回帰分析）を用いている。

第1位は「医師は私の立場に立ってくれる」

回帰分析の結果は、図表5－4に示したとおりである。患者満足度の規定要因として、統計的に抽出されたのは、6つの項目である。

患者満足度に最も大きな影響を与えている変数は、「医師は私の立場に立ってくれる」である。序章でマーケティングの発想は「患者と同じ方向を見る」ことであると述べたが、まさに「患者の立場に立つ」とは「患者と医療者が同じ方向をみること」であろう。

図表 5−4

患者満足度に影響を及ぼす変数

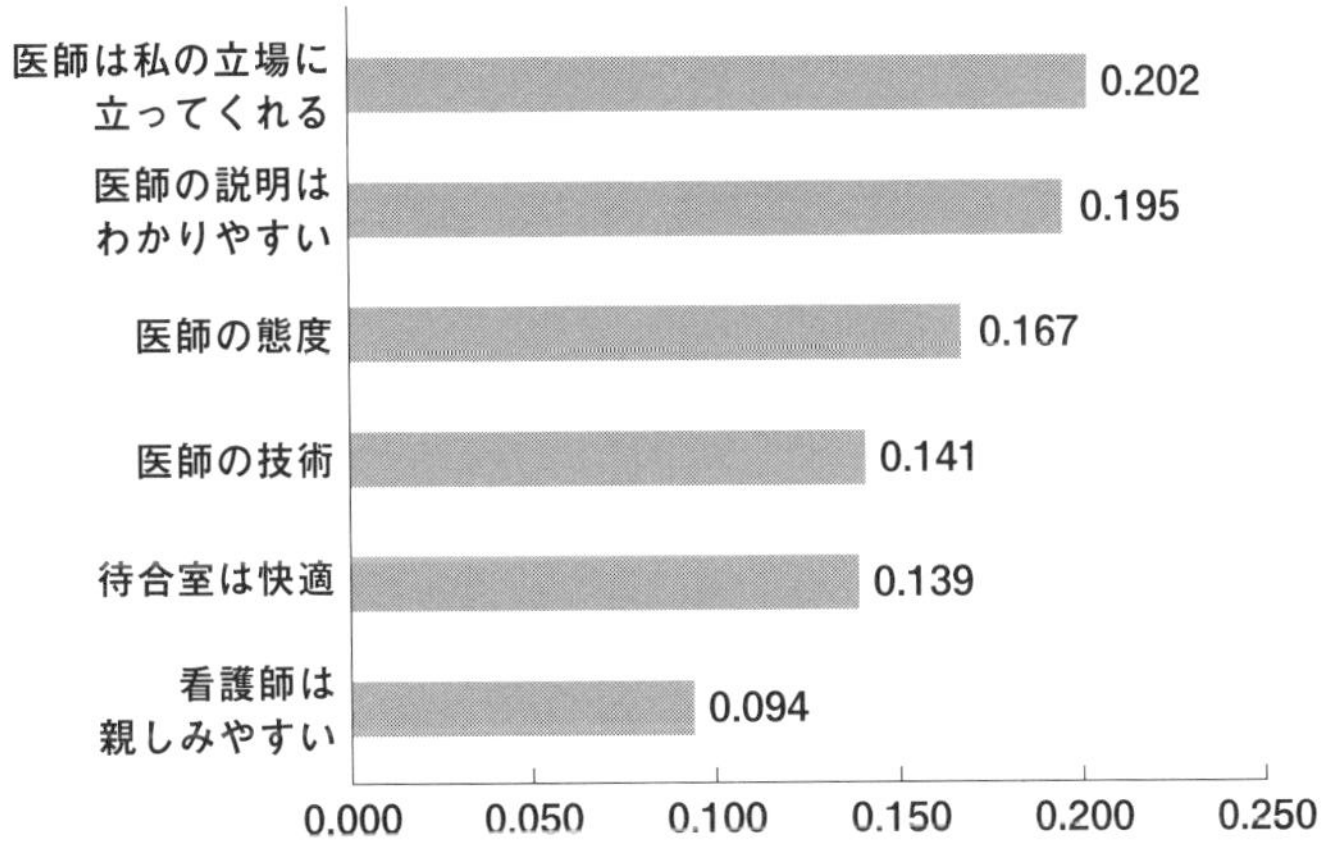

注：従属変数を「患者満足度」とするステップワイズ回帰分析結果
回帰係数は、標準化回帰係数であり、患者満足度への影響度を示す
出所：全国生活者1200人調査（2022年8月）

患者に、「自分の立場に立っている」と思ってもらうことが、満足度にいかに大きな影響をもたらすのか。これは、図表5−5を見れば明らかである。「医師は私の立場に立ってくれる」との質問で、「そう思う」と回答した生活者のうち、72・4％がその医療機関に「満足」と回答している。一方、「そう思わない」と回答した生活者については、その医療機関に「満足」と回答するのはわずか8・9％しかいない。

次に、患者満足度に影響を与えているのは「医師の説明はわかりやすい」である。医師の説明力の重要性を示す結果であろう。以下、「医師の態度」「医師の技術」「待合室は快適」「看護師は親しみやすい」と続く。

図表 5−5

「患者の立場に立つ」と「総合満足度」の関係

医師は私の立場に立ってくれる	総合満足度（%）				
	満足	やや満足	どちらともいえない	やや不満	不満
そう思う	**72.4**	21.4	5.9	0.3	0.0
ややそう思う	26.5	**50.5**	19.7	2.5	0.8
どちらともいえない	12.2	29.2	**50.1**	6.7	1.7
あまりそう思わない	7.6	20.3	**36.7**	25.3	10.1
そう思わない	8.9	6.7	17.8	15.6	**51.1**

出所：全国生活者1200人調査（2022年8月）

なお、「待ち時間が短い」は、患者満足度に統計的に有意な影響を与える要因として、分析では抽出されなかった。「待合室は快適」が患者満足度にプラスの影響を与える一方で、「待ち時間が短い」は満足度に影響を与えていないことは興味深い。この点は、次章で検討しよう。

患者満足度を高めるために何を最優先すべきか

医療機関の経営資源には限りがある。患者満足度を高めるために、何を最も優先すべきだろうか。患者満足度向上策の優先度を決めるにあたって、有効になるのが「パフォーマンス・インパクト分析」である。

この分析は、「患者満足度への影響度」と「現状の評価」との関係をみるものである。図表5－6をみて

図表 5−6

パフォーマンス・インパクト分析の考え方

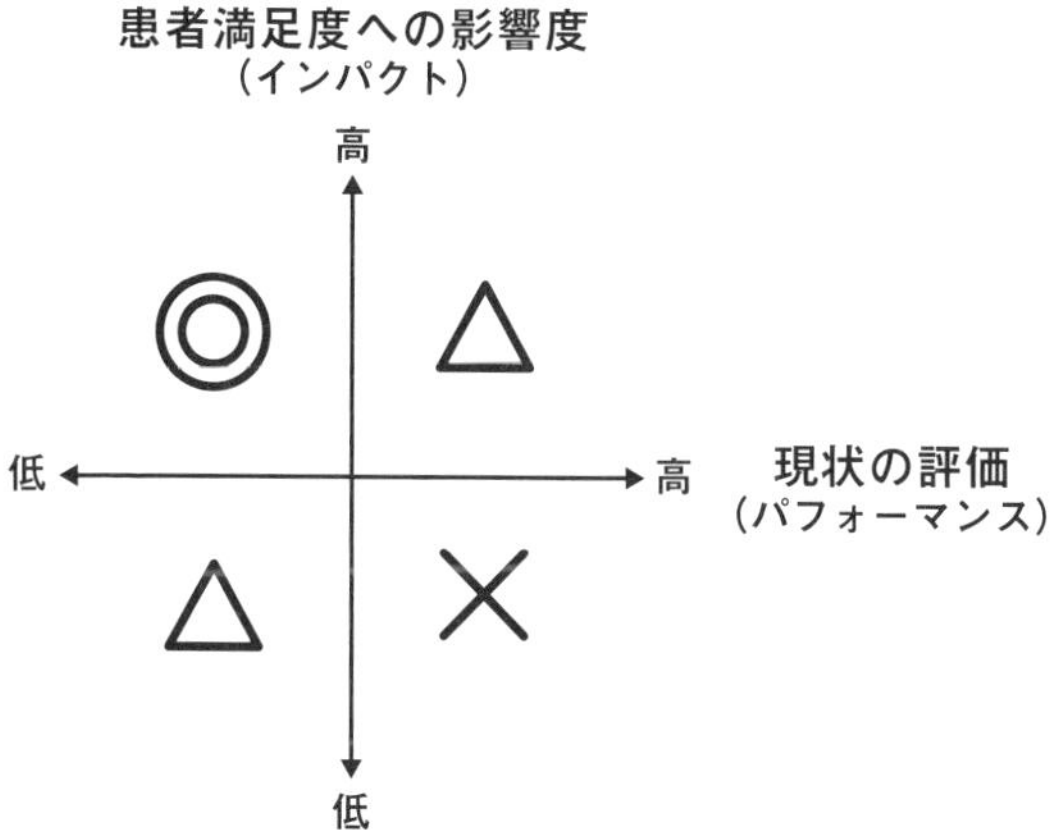

ほしい。この図の横軸に示す「現状の評価」（パフォーマンス）が低ければ、その評価を高める余地が大きいということである。縦軸は、回帰分析によって算出された標準化回帰係数であり、患者満足度への影響度（インパクト）を示している。

現状の評価（パフォーマンス）が低く、かつ、患者満足度への影響度（インパクト）が高い項目、すなわち、図表5−6の◎の部分を優先することによって、効果的に患者満足度を高めることができるはずである。

パフォーマンス・インパクト分析の結果

まずは、患者満足度に影響を与える6変数について、それぞれの現状の評価（パフォーマンス）はどのようになっているのだろうか。

図表 5−7

医療機関に対する現状の評価

変数	パフォーマンス（現状の評価）
医師の態度	4.158
医師の説明はわかりやすい	4.074
待合室は快適	3.978
医師の技術	3.893
看護師は親しみやすい	3.752
医師は私の立場に立ってくれる	3.751

注：数字は、各変数の評価（5ポイント尺度）の平均値

結果は図表5－7に示したとおりである。現状の評価（パフォーマンス）が相対的に高いのは「医師の態度」である。一方、評価が低いのは「医師は私の立場に立ってくれる」である。

患者満足度を規定する要因として抽出された6変数について、「現状の評価（パフォーマンス）」と「患者満足度にもたらすインパクト」との関係を見てみよう。図表5－8は、パフォーマンス・インパクト分析の結果を図示したものである。

ここで、横軸の「パフォーマンス」は、各変数の評価（5ポイント尺度）の平均値である。縦軸の「患者満足度にもたらすインパクト」とは、ステップワイズ回帰分析結果の回帰係数（標準化回帰係数）である。

図表5－8から明らかなように、「医師は私の立場に立ってくれる」は、患者満足度にもたらすインパクトが最も高いにもかかわらず、現状の評価は最も低くなっている。

図表 5−8

患者満足度のパフォーマンス・インパクト分析結果

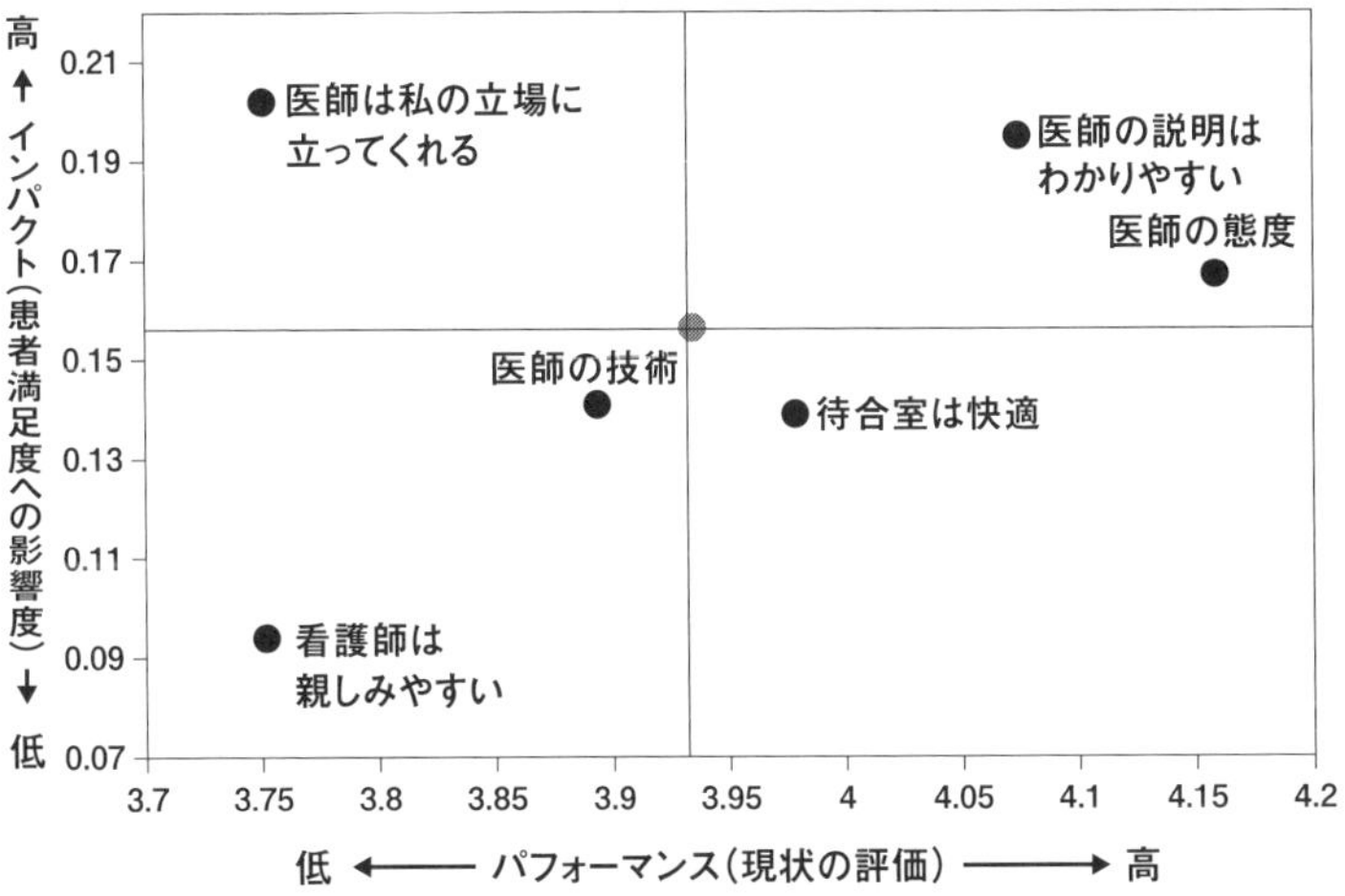

つまり、「医師は私の立場に立ってくれる」の評価を高めることが、患者満足度を高めるための「カギ」になるということである。

患者の立場に立つ＝患者目線

患者の立場に立つということは、患者と同じ方向をみること、すなわち「患者目線」である。だが、患者目線は「言うは易く、行うは難し」かもしれない。患者目線を医療者の実際の行動に反映するのは楽ではないということだ。

とはいえ、**患者目線は、単なるスローガンに終わってはいけない。実行に移す必要がある**。では、どうすれば、医療者の目線を患者と同じ方向にすることができるのだろうか。

第一は、「**自分が患者だったら、何をしてほしいのか**」を考えることである。最も効果があるのは、自分自身が自院の患者になってみることだろう。視点が１８０度転換し、見える景色もまったく異なるはずだ。医療者に聞いてみても、「**自分が患者になってはじめて、患者の気持ちがわかった**」というケースは多い。

実際に自院の患者にならなくても、視点を変えることはできる。たとえば、職員通用口でなく正面玄関から医療機関に入り、受付をして一般患者と一緒に待合室で待ってみることや、患者と同じプロセスで検査を受けてみるなど、「患者と同じ体験をする」ことによって、患者の気持ちを感じることができるはずである。

第二は、「**この患者が自分の家族だったら、どのような対応をするか**」を考えることである。患者を家族と考えることで、目の前の患者が自分事になり、視点も変わるはずだ。

第三は、「**主語を患者にして考える**」ことである。主語を医療機関や病名にしないということだ。医療機関の経営方針や経営計画などをみると、その多くにおいて医療機関が主語になっている。可能であれば、主語を「患者」にして、経営方針などを書き直してみよう。患者を主語にすることによって、視点は１８０度転換するだろう。

第四は、「**病気をみるのではなく、患者をみる**」と考えることである。同じ病気であっても、その症状は患者によって異なる。「はじめに病気ありき」ではなく、「はじめに患者」ありき。これこそがマーケティングの発想である。

「患者の立場に立っているか否か」を判断するのは患者である

本章の分析結果から明らかになったとおり、「患者の立場に立つこと」が患者満足度を高める最大のポイントになっている。

では、「患者の立場に立っているか否か」を決めるのは誰だろうか。それは医療者ではない。患者である。

医療者が「患者の立場に立っている」と思っていても、患者がそのように感じていなければ、それは独り善がりである。

それでは、どうすれば患者に「自分の立場に立っている」と思ってもらえるのだろうか。キーワードは、患者と医療者との「双方向の人的コミュニケーション」である。このための具体的な方向性については、第8章で、あらためて検討してみたい。

第6章

患者の「不満足」を解消しよう

不満とはニーズの裏返しである

選ばれる医療機関になるためには、患者の満足度を高めるだけでは十分ではない。患者の「不満」を把握し、それを解消するための努力も欠かせない。

不満の裏には、患者のニーズが隠れているはずだ。本章では、患者は医療機関の何に不満を感じているのか、どうすれば患者の不満を解消することができるのかを考えていこう。

あなたは、次の式の空欄にどのような言葉を入れるだろうか。

図表 6−1

病院 ＋「　　」＝ 不満

順位	キーワード	出現頻度
1	待ち時間	145
2	長い	40
3	医師	27
4	待たされる	26
5	不安	24
6	治療	23
7	食事	21
7	態度	21
9	入院	20
10	対応	18

出所：全国生活者1000人調査（2022年3月）

病院 ＋「　　」＝ 不満

まずは、医療サービスの提供者である医療者は、先の式の空欄にどのような言葉を入れるのだろうか。医療者のセミナーで実際に聞いてみたところ、多く上げられたのは、「悪化」「事故」「不親切」「上から目線」「利益優先」「態度が悪い」「給料」「不安」といった言葉であった。

では、医療サービスの受け手である生活者は、どのような言葉を入れるのだろうか。患者がここに入れる言葉は、患者の不満解消のキーワードになるはずだ。実際に、全国１０００人の生活者に聞いてみた。

選択肢なしに自由に言葉を入れてもらったので、

多様な言葉が出てくると思いきや、圧倒的に多くの生活者が共通してあげた言葉がある。

それは「待ち時間」である。これに「長い」「待たされる」といった待ち時間に関連する言葉が続く（図表6－1）。

病院＋待ち時間＝不満

待ち時間は「不満要因」となる。これが多くの生活者や患者の認識だ。医療者があげた「悪化」「事故」「不親切」などと異なる結果である。ここにも、患者と医療者の間にはギャップがみられる。

医療機関にとっては、患者が待つのは日常茶飯事であり、ある意味当然のことなのかもしれない。だが、患者側にとってはそうではない。「待ち時間」が最大の不満要因になっているということだ。

待ち時間は「減点要因」

前章と本章の分析結果から示唆されるのは、**「不満」は「満足」の逆ではない**ということである。前章で述べたとおり、患者の満足を高めるのは、「治療」や「コミュニケーション」に関わる要因および「待合室の快適さ」であり、「待ち時間の短さ」ではなかった。

つまり、「治療」「コミュニケーション」「待合室の快適さ」は満足度を高める「加点要因」である。一方、「待ち時間」は不満を生み出す「減点要因」だということだ。

・「治療」「コミュニケーション」「待合室の快適さ」→加点要因（＋）

・「待ち時間」→減点要因（－）

生活者に聞いてみても、待ち時間が短くて「満足」したという声は少ない。一方、待ち時間の長さに関する「不満」は数多く聞かれる。

「病院で一番嫌な時間は、待合室で待たされている時である。他の方の様子が気になるし、自分の番はまだかと落ち着かない。風邪やインフルエンザが流行っている時期に病院に行くと、病院で逆に病気をもらってしまいそうである」（20代女性）

「病院の待ち時間が本当に嫌いです。自分がどんな病気、けがなのかわからない状態、ものすごい不安な状態で何時間もあの空間で待たされるのは苦痛でしかありません」（20代女

性）

「何もせずにただ座っていると、自分のけがや病気がどんな状態か、ちゃんと治るのか不安になってしまう」（20代男性）

同じ待ち時間であっても、医療機関の待ち時間の性質は、レストランやテーマパークなどとは大きく異なる。痛いからレストランに行く人はいない。苦しいからテーマパークに行く人はいないだろう。

病院や医院に行く人の多くは、どこか調子の悪い人である。痛い、苦しい、不快といった症状を抱えている。

「診察までの待ち時間が長くて、具合が悪くなりました」（20代男性）

そのような人々にとって、待ち時間は精神的にも、身体的にもストレスになる。長い待ち時間は、患者の「不安」を高めるだけでない。体調に影響することもある。

待ち時間は「不安要因」でもある

待ち時間は「不満要因」であるだけではない。「不安要因」でもある。待合室で待っていると、患者の頭には様々な不安が頭をよぎる。

「もしかして、自分の順番が忘れられているのではないだろうか」

「検査結果が悪かったのではないだろうか」

「不満」と「不安」の〝掛け算〟で、患者のストレスは一層高まるということだ。そもそも医療機関に来る患者は、誰もが不安を抱えている。ネガティブ感情である場合、人は待ち時間を長く知覚することが知られている。

「光を見るためには目があり、音を聞くためには耳があると同じに、人間には時間を感じるために心というものがある」（ミヒャエル・エンデ『モモ』）

人は「心」で時間を感じている。だから、不安だと時間が進むのが遅く感じる。医療機関の待合室で、時計がいつまでも進まないような気がするのは、このためだ。逆に、楽しければ、時間はあっという間に過ぎていく気がするはずだ。

医療機関は、「患者の不安解消業」として、待ち時間から生じる患者の不満と不安を解消することが欠かせない。

「待合室」という言葉の違和感

医療機関において、患者が最も長く過ごす場所は、おそらく待合室だろう。「待合室」という言葉をじっくり見てみると、何か違和感を覚えないだろうか。

「待合室」＝「待つ部屋」だ。

既に述べたように、待ち時間は患者にとって最大の不満要因の一つである。「待つ部屋＝不満の部屋」である。待合室という言葉自体が、患者や生活者から見るとマイナスのイメージを与える可能性がある。

ところで、医療機関で患者に対して、最も頻繁に使われる言葉は何だろうか。おそらく、次の言葉だろう。

「待合室で、お待ちください」

この言葉には「待」が2回も出てくる。「待つ」の二乗だ。この言葉は、**「不満の部屋で、不満を感じてください」と言っているようなものだろう。**

「待合室で、お待ちください」＝「不満の部屋で、不満を感じてください」

名は体を表すというが、「待合室」という言葉を使う限り、待たせることが当たり前のようになるかもしれない。リラックスした雰囲気をつくろう、患者にくつろいでもらおうという発想にはなりにくい。日ごろ何気なく使っている言葉は、医療者の深層心理に浸透し、行動にも影響を与えることがあることを忘れてはならない。

医療機関にあったらいいと思うサービス

生活者に、病院や医院にあったらよいと思うサービスを聞いてみると、「カフェ」や「くつろげるラウンジ」をあげる人が多い（図表6－2）。つまり、多くの人々が、医療機関に

図表 6−2

病院・医院にあったらいいと思うサービス

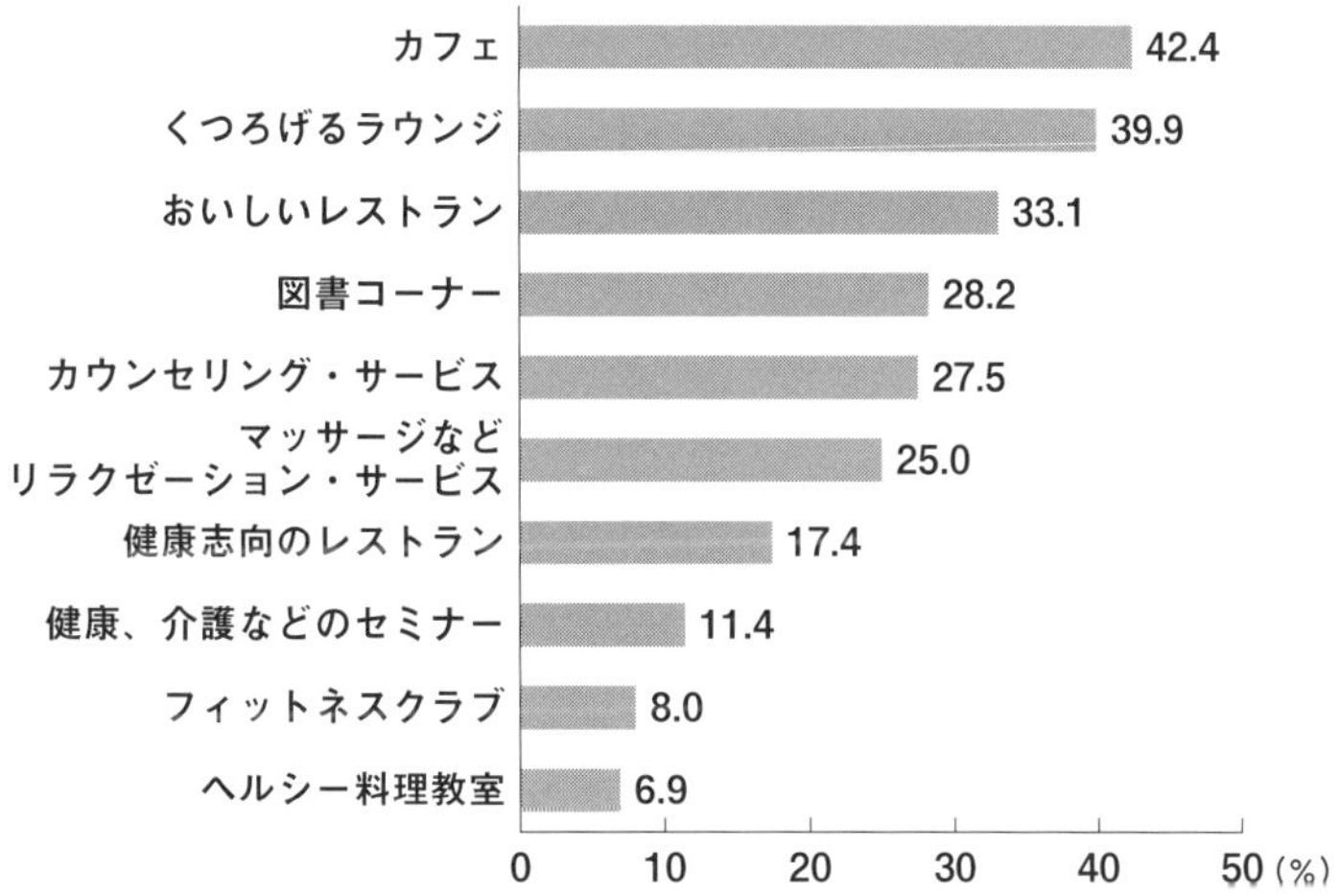

出所：全国生活者1000人調査（2022年3月）、複数回答

リラックスして時間を過ごす場所が欲しいと考えているということだろう。

もし、レストランが病院だったら

次のようなレストランをイメージしてほしい。その名は、**レストラン「ビョウイン」**。

予約をしてレストランに行ったのに、受付で「番号札をお取りください」と言われ、無機質で冷たい感じの部屋で待たされる。狭い室内には、多くの人が待っている。

すでに予約の時間は過ぎているのに、まだ、名前を呼ばれない。予約時間から60分経過して、ようやくテーブルに案内される。
食事は短時間で終了。会計に行ったら、また、「番号札をお取りください」と言われ、20分後にようやく支払いを完了。
注文していたお土産用の商品は、わざわざ別の場所に行って、受け取らなければならない。そこにも、番号札の発券機があった……。

このレストランに行きたいと思う人はいるだろうか。おそらく皆無だろう。**「病院」の日常的なシーンを「レストラン」に置き換えてみると、生活者にとって、病院がどれほど特殊な業界であるかがわかるはずだ。**これが多くの医療機関の実態ではないだろうか。

予約したのに1時間待ちは、他のサービス業ではありえない。病院もレストランも、人を対象としたサービス業であるにもかかわらず、大きな違いがある。

いかに待ち時間の不満を解消するか

待ち時間は、患者にとって最大の不満要因になっている。では、どうすれば、待ち時間に対する不満を解消することができるのだろうか。この点について検討してみよう。

①待ち時間の短縮

第一は、「待ち時間の短縮」である。ただし、ここで注意してほしいのは、待ち時間を「ゼロ」にするということではないということだ。

たとえば、こんなキャッチコピーの病院があったとしたら、あなたは行きたいと思うだろうか。

「当病院は、待ち時間ゼロの病院です」

おそらく、このキャッチコピーは生活者の心には、あまり響かないはずだ。逆に、待ち時間がゼロと聞くと、「この病院は不人気なのでは」「この病院には何か問題があるのでは」と不安になるかもしれない。

では、患者が「理想と考える待ち時間」はどの程度なのだろうか。全国の生活者に、次の文章の空欄に時間（0分〜）を入れてもらった。

病院に行った時の理想の待ち時間は、「　　」分である。

生活者があげた理想の待ち時間として最も多いのは、「10分」で38・8％。次に多いのは、「5分」19・3％。以下「15分」14・4％、「30分」10・8％と続く。平均値は12・9分、中央値は10分である（図表6－3）。

ゼロ分（待ち時間なし）を理想とする人は、わずか3・7％しかいなかった。多くの患者にとって、理想の待ち時間はゼロではない。**ある程度の待ち時間は必要**だということかもしれない。

理想の待ち時間10分の意味

患者には、なぜ待ち時間が必要なのだろうか。

おそらく、診療前の「心の準備時間」である。医療機関に来る患者は、治療前に不安やストレスを感じている。この10分間に「心の準備をしたい」「心を落ち着かせたい」ということだろう。

図表 6−3

許容できる待ち時間、理想の待ち時間

	平均（分）	中央値（分）
「病院」に行ったときの、理想の「待ち時間」	12.9	10
「病院」に診療に行ったときに、許容できる「待ち時間」	35.6	30
「テーマパーク」のアトラクションを利用するときに、許容できる「待ち時間」	35.1	30

出所：全国生活者1000人調査（2022年2月）

では、「許容できる待ち時間」はどの程度だろうか。同様に聞いてみた。

> 病院に行った時の許容できる待ち時間は、「　　　」分である。

結果をみると、許容できる待ち時間の平均値は35・6分、中央値は30分であった。ここまでの調査結果から、医療機関の待ち時間は「10分（理想）〜30分（許容）」にすることが好ましいということだろう。

参考までに、「テーマパーク」において許容できる待ち時間について同じ質問をしてみた。結果は、平均値35・1分、中央値は30分。病院とほぼ同じ結果である。顧客が許容する待ち時間は、業種にかかわらず、ほぼ30分といったところなのだろう。

ただし、医療機関の治療とテーマパークのアトラクションでは、待ち時間に対する感覚はまったく違うことに注意すべきだ

ろう。レストランやテーマパークでは待ち時間の先には「楽しみ」が待っている。一方、医療機関の待ち時間の先には「さらなるストレス」が待っているかもしれない。

不安を抱えながら治療を待つのと、ワクワクしながらアトラクションを待つのでは、知覚する時間の長さは違うはずだ。

- **テーマパークの待ち時間　↓　その後に「楽しみ」　↓　知覚待ち時間「短い」**
- **医療機関の待ち時間　↓　その後に「ストレス」　↓　知覚待ち時間「長い」**

②待つストレスを解消する

第二の待ち時間対策は、「待つストレスを解消する」ことである。好ましい待ち時間を10分～30分程度としたが、医療サービスの特性ゆえ、実現が難しいことも多々あるだろう。既述のとおり、医療サービスはモノと違って在庫ができないため、需要と供給のギャップが発生しやすいからだ。

医療機関は、「今日は患者が多い」からといって、柔軟に「供給」を増やす（医師や看護師を増やす）ことは難しい。「需要」を減らす（患者を断る）ことも難しい。同じ時間帯に複数の予約を入れざるを得ないこともあるかもしれない。

医療機関においては、待ち時間がある程度、長くなることはやむを得ない。であれば、視点を転換して、「待つストレスをいかに解消するのか」を考えることが欠かせない。次に、この点について考えてみよう。

「待合室がくつろげる場所であってほしいです」（60代女性）

医療機関に来る患者は、不安を感じている。患者が時間を過ごす部屋は、「待つ部屋」ではなく、「くつろぐことができる空間」「リラックスできる空間」になるべきだろう。

患者に、「待合室が快適」だと思ってもらうことがいかに重要なのかは、図表6－4を見れば明らかである。

「待合室が快適」との質問で、「そう思う」と回答した患者については、その61・2％がその医療機関に「満足」と回答している。一方、「そう思わない」と回答した患者については、その医療機関に「満足」と回答するのはわずか11・5％しかいない。

たとえば、**「待合室」という言葉を、「ラウンジ」や「ロビー」という呼称に変える**のはどうだろう。

図表 6−4

「待合室が快適」と「総合満足度」の関係

待合室が快適	総合満足度（%）				
	満足	やや満足	どちらともいえない	やや不満	不満
そう思う	**61.2**	26.7	9.4	1.3	1.3
ややそう思う	22.7	**45.6**	26.4	4.8	0.5
どちらともいえない	9.7	28.4	**48.9**	8.2	4.9
あまりそう思わない	14.3	23.8	**31.7**	14.3	15.9
そう思わない	11.5	0.0	**34.6**	19.2	**34.6**

出所：全国生活者1200人調査（2022年8月）

「待合室」→「ラウンジ」「ロビー」

「待合室」で〝おくつろぎください〟は違和感があるが、「ラウンジ」「ロビー」であれば、〝おくつろぎください〟という言葉が自然と出てくるはずだ。

「待合室で、おくつろぎください」
……違和感あり
「ラウンジで、おくつろぎください」
……自然な感じ
「ロビーで、おくつろぎください」
……自然な感じ

言葉を変えると現実も変わるかもしれない。既述のとおり、「待合室」という言葉を使う限り、待たせることは当然だと考えてしまう。

一方、「ラウンジ」「ロビー」という言葉を使えば、「リラックスしてもらおう」「くつろいでもらおう」「居心地の良い空間をつくろう」という発想に変わるはずだ。

ホテルのロビーや空港のラウンジが備えている次のような要素は、待合室のリラックス空間化の参考になるだろう。実際に行ってみて、ロビーやラウンジと自院の待合室と比べてみよう。様々な気づきがあるに違いない。

待合室のリラックス空間化

落ち着いた色合いの壁、やすらげる照明、長時間座っても疲れにくい椅子、適切な座席間隔、プライバシーの確保、心落ち着くＢＧＭ、リラックスできる香り、自然光の取り入れ、植物やアート作品の設置、快適な温度管理　など

人は、何もやることがない場合、時間を長く知覚する。ただ待つだけだと、時間が非常にゆっくりすすむように感じられる。

一方、何かに没頭していると、時間は短く感じられる。待つストレスの解消のためには、待つこと以外に注意を向けてもらうことである。

以前、ディズニーランドで導入されていた「ファストパス」は、待ち時間のストレスを

軽減する点で非常に興味深い事例だろう。たとえば朝9時に「ファストパス」を発券すると、指定された時間（たとえば午後2時）に、人気のアトラクションにほぼ待ち時間なしに利用できるというイメージだ。

顧客は「待ち時間なしに人気のアトラクションを利用できた！」と満足しているが、実際は朝9時から午後2時まで、別のことをしながら待っているのである。実は、バーチャル行列に並んでいるということだ。

医療機関でも、診察前の待ち時間に、別の何かをしてもらうことは有効だろう。いろいろなアイデアがあるはずだ。

- カフェでくつろぐ
- 肌年齢を測定する
- 血管年齢を測定する
- ミニ健康セミナーを受講する
- アンケートに答える
- カウンセリングを受ける
- マッサージをする

- 美術を鑑賞する
- 音楽を聴く
- 庭園で散策をする
- ゲームをする
- Ｗｉ－Ｆｉに接続する
- テレビ、ビデオを見る
- 書籍、雑誌、漫画、新聞、パンフレットを読む

書籍や雑誌については、次のような患者からの意見もある。実際の待ち時間をイメージして、患者にとって価値のあるサービスを提供しなければ意味がないので、注意が必要だ。

「病院には雑誌や漫画、新聞がありますが、自分好みのものがなければあまり楽しい時間は過ごせません」（20代女性）

「院長の好みなのか、外車の雑誌、ゴルフの雑誌しか置いていない」（50代男性）

「待ち時間に待合室の本を読むと、読み切ることができず続きが気になる」（20代男性）

書籍を置く場合は、短時間で集中できる本や、いつでもページを閉じてよい本がおすすめだ。たとえば、短編集、画集、絵本、写真集、図鑑などは、この条件にあうはずだ。また、「治そう」という力を与えてくれるような本があれば、それもよいだろう。

「あと何分待てばよいのかわからないということが不満につながっているように思う」（20代男性）

人は、どれだけ待たされるかわからない場合、待ち時間を長く知覚する。わからないから、不安になる。「いつまで待つのだろうか」とストレスも高まる。およその待ち時間がわかれば、ストレスは減り、不安も低減する。

すでに導入している医療機関もあるが、およその待ち時間や自分の前に何人待っているのかがわかる掲示板やアプリなどは、待ち時間のストレス解消につながる。

心理学の研究によると、**人間のモチベーションに対して最も効果的なのは、「前に進んでいる」という感覚**である。「あと何分だ」という待ち時間が着実に減っている感覚があれば、待つストレスは軽減される。待つモチベーションも高めてくれるはずだ。

● 待ち時間不明

「あと何分待てばよいのか」……ストレス大、待つモチベーション低下

● 残りの待ち時間がわかる

「あと30分↓あと20分↓あと10分」……ストレス抑制、待つモチベーション向上

ちなみに、医療の現場で患者に待ち時間を聞かれたときには、やや長めに答えるほうが無難かもしれない。「すぐにお呼びしますので、少々お待ちください」と言ったのに10分間待たせたら、その10分がとても長く感じられる。

逆に、「15分ほどお待ちいただけますか」と伝えて、10分で対応したら、その10分が随分短く感じられるはずだ。早く対応してくれたと、満足してくれるかもしれない。

時間の認識に大きな影響を与えるのが「期待感」である。たとえば、テーマパークにおいて、アトラクションに表示されている待ち時間も、意図的に実際の待ち時間よりも少し長めに設定されているようだ。

③待たせた人へのフォロー

第三は、「待たせた人へのフォロー」である。医療スタッフが、待合室にいる患者に声をかけて状況を説明することで、不満や不安を軽減することができる。

たとえば、医療コンシェルジュを配置して、待合室の患者の様子に目を配り、状況に応じて患者に情報を提供したり、声をかけたりすることは有効だろう。

診察室では、待たせた人への共感の言葉をかけることが大切である。

「待ち時間が長いと医師が必ずねぎらってくれる」（50代女性）

医師や看護師の「お待たせしました」「待たせてごめんね」の一言で、待ち時間への不満が一気に解消することもある。

理想の診察時間はどのくらいか

ここまで「待ち時間」の問題をみてきたが、「診察時間」の問題も忘れてはいけない。待ち時間の「長さ」とともに、診察時間の「短さ」も患者の不満要因になっている。

図表 6−5

理想の診察時間

	平均(分)	中央値(分)
「病院」に行ったときの、理想の「診察時間」	11.5	10

出所：全国生活者1000人調査（2022年2月）

「待ち時間は長いのに、診察はあっという間だった」（40代女性）
「待ち時間の割には、診察があまりにも簡易すぎる」（40代女性）
「いわゆる3分診療で、相手の話はほとんど聞かず、事務的に診察して終わってしまったのが不満」（30代女性）

では、患者が考える「理想の診察時間」はどのくらいなのだろうか。全国の生活者に、次の文章の空欄に時間を入れてもらった。

病院に行った時の理想の診察時間は、「　　」分である。

生活者が空欄に入れた理想の診察時間の平均値は11・5分、中央値は10分である（図表6－5）。患者にとって、理想の診察時間は10分程度ということだろう。

待ち時間と診察時間のバランス

次のような意見もある。**待ち時間が長くても、じっくり診察してほしい**という意見である。

「待ち時間が長くてもいいから、じっくり診察してほしい」（20代男性）

「待ち時間が長くても、丁寧な診察が良い」（40代女性）

患者の不満につながるのは、待ち時間が「長い」にもかかわらず、診察時間が「短い」という「待ち時間と診察時間のバランス」の悪さかもしれない。

それでは、理想の「待ち時間」と「診察時間」の比率はどの程度なのだろうか。ここで**「待ち時間／診察時間比率」**（待ち時間÷診察時間）を計算してみよう。

理想の待ち時間を10分程度、理想の診察時間を10分程度とすると、待ち時間／診察時間比率は１になる。許容できる待ち時間を30分程度、理想の診察時間を10分程度とすると、30分÷10分＝３だ。目指すべき「待ち時間／診察時間比率」は、３程度といったところだろうか。

大病院などでは、「3時間待ちの3分診療」と言われることもある。「待ち時間／診察時間比率」を計算すると180分÷3分＝60と、理想値の20倍にも達している。患者の不満を低減するためには、「待ち時間／診察時間比率」を理想値に近づける努力が必要だろう。

第７章

どうすれば「強い医療ブランド」が生まれるか

選ばれるのは強いブランド

ここに同じ味、同じ価格の２つのコーヒーがあるとしよう。１つには、「スターコーヒー（STARCOFFEE）」と書いてあり、もう１つには、「スターバックス（STARBUCKS）」と書いてある。

さて、あなたは、どちらを選ぶだろうか。繰り返すが、価格、品質はまったく同じだ。

実際に、全国の消費者１０００人に聞いてみた（岩崎、２０２１）。

結果は図表７－１に示すとおり、回答者全体の92％が「スターバックス」を選んだ。「スターコーヒー」を選んだのはわずか８％である。

図表 7−1

選ばれるのは、強いブランド

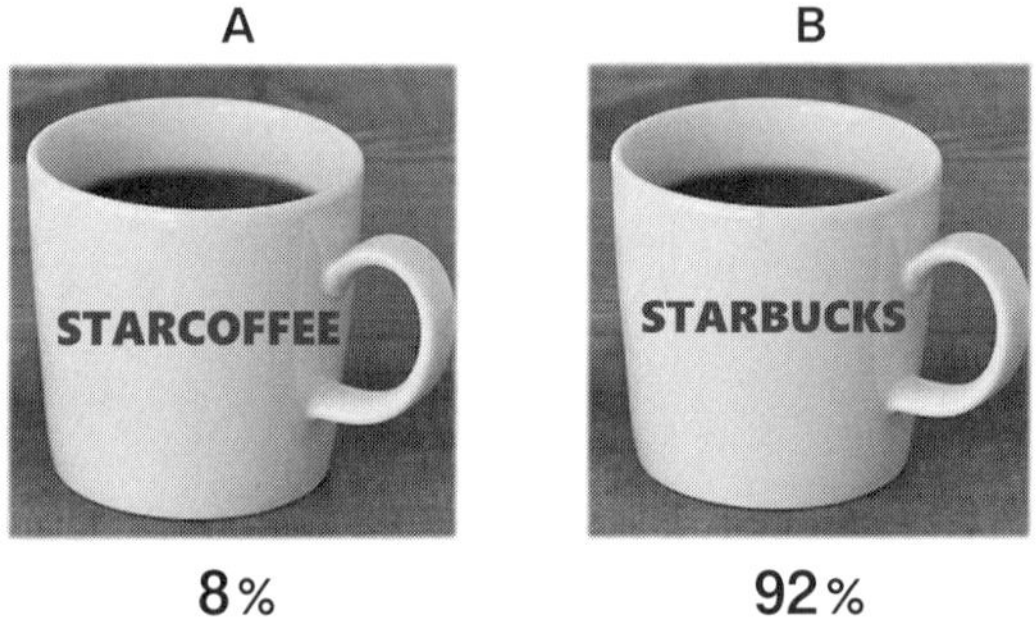

出所：岩崎（2021）

そう、まったく同じ品質や価格だったとしても、選ばれるものと選ばれないものがあるということである。**選ばれるのは、「強いブランド」**だ。同じ「ＳＴＡＲ」で始まるブランド名にもかかわらず、92対8の差が生まれる。これがブランドの力だ。品質に大きな違いがなければ、選ばれるのは強いブランドである。

医療機関においても同様である。とくに医療サービスは、顧客が品質の違いを認識しにくい。価格の違いも出しにくい。ブランド力の違いが、選ばれる病院になるか否かのカギになる可能性が高い。

ブランドは、医療機関のマーケティングにおける最強の武器になるはずだ。

品質を超えた「何か」

コーヒーの例が示すように、選ばれるためには、品質

図表 7−2

ブランドは、品質を超えた「とんがり」

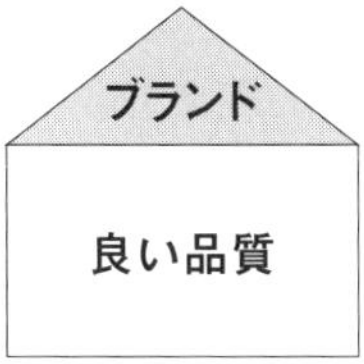

出所：岩崎（2021）

を超えた「何か」が欠かせない。良い品質は、あって当たり前の時代だ。

では、品質を超えた「何か」とは何だろう。

それが、「ブランド」である。ブランドは、単なる「商標」でも、「品質」でもない。「ブランド」は、「品質」を超える概念である。図表7−2に示すように、**「ブランドは、品質を超えた〝とんがり〟である」**ととらえるとわかりやすいかもしれない。

ブランドづくりに関する誤解

医療機関のブランドづくりについて考える前に、まずは、ブランドに関する「いくつかの誤解」を解いておこう。経営の現場では、ブランドに関する勘違いや誤解が少なくない。ブランドに関する共通理解がなければ、ブランドづくりはうまくいかない。

①「品質を高めれば、ブランドはできる」という誤解

次のようなスローガンを見かけることがある。

「品質向上によるブランドの確立」

「安心安全でブランド化」

では、品質向上や安心安全だけでブランドをつくることができるだろうか。

おそらく、難しい。

「安心安全」は、あって当たり前の時代である。安心安全でない医療機関は、そもそもブランドにはなり得ない。品質や安心安全は、ブランドづくりの前提であり、ブランドの「土台」に相当するものである。

②「広告宣伝費がないと、ブランドはできない」という誤解

次のような意見を経営者から聞くことがあるが、本当だろうか。

「大企業とは違って、我々は広告宣伝費が少ないから、ブランドをつくることはできない」

この意見は、おそらく誤解だ。もちろん、広告を繰り返せば、「知名度」は高まるかもしれない。しかし、「ブランド力」が高まるわけではない。

名前を知っていても、買いたいと思わない商品はたくさんあるはずだ。**「知名度＝ブランド」ではない**ということだ。

そもそも、我々は広告を真剣に見ない。だから、記憶に残りにくい。強いブランドは、広告よりも、「口コミ」や「パブリシティ」（メディアによる報道）で生まれるケースが圧倒的に多い。口コミも、メディアによる報道も無料だ。**ブランドづくりは、広告宣伝費がなくても可能**だということである。

③「まずは、ロゴをつくろう」という誤解

「ブランド化のために、まずロゴをつくろう」

こういったケースが、ブランドづくりの現場ではよくみられる。ブランドづくりの相談をしたら、「ロゴやパッケージのデザインを刷新して、ブランド化しましょう」「まず、ロゴをつくりましょう」と提案されたといった話をよく聞く。

「ロゴをつくること」をブランドづくりだと考えている人がいるが、それは勘違いだろう。ロゴは、ブランドの象徴であり、ブランドのありたい姿や、ブランドの独自性を形にしたものである。ロゴをつくる前に、ブランドの「あるべき姿」「理想の姿」（すなわち、ブランド・アイデンティティ）を明確にすることが欠かせない。ブランド・アイデンティティをシンボル化したもの、形にしたもの。それがロゴである。

強いブランドが生み出す効果

ここからは、ブランドが持つ力を具体的に見ていこう。強いブランドは、医療機関にも様々なメリットをもたらしてくれる。

①「数量プレミアム」

先ほどのコーヒーの調査結果からわかるとおり、品質や価格がまったく同じだとしても、選ばれるものと選ばれないものがある。

選ばれるのは、強いブランドだ。ブランドが「タイブレーカー」（試合で同点のときに勝ち負けを決める延長戦）と言われるゆえんである。

図表 7−3

強いブランドを持つ医療機関ほど、患者のリピート意向が高い

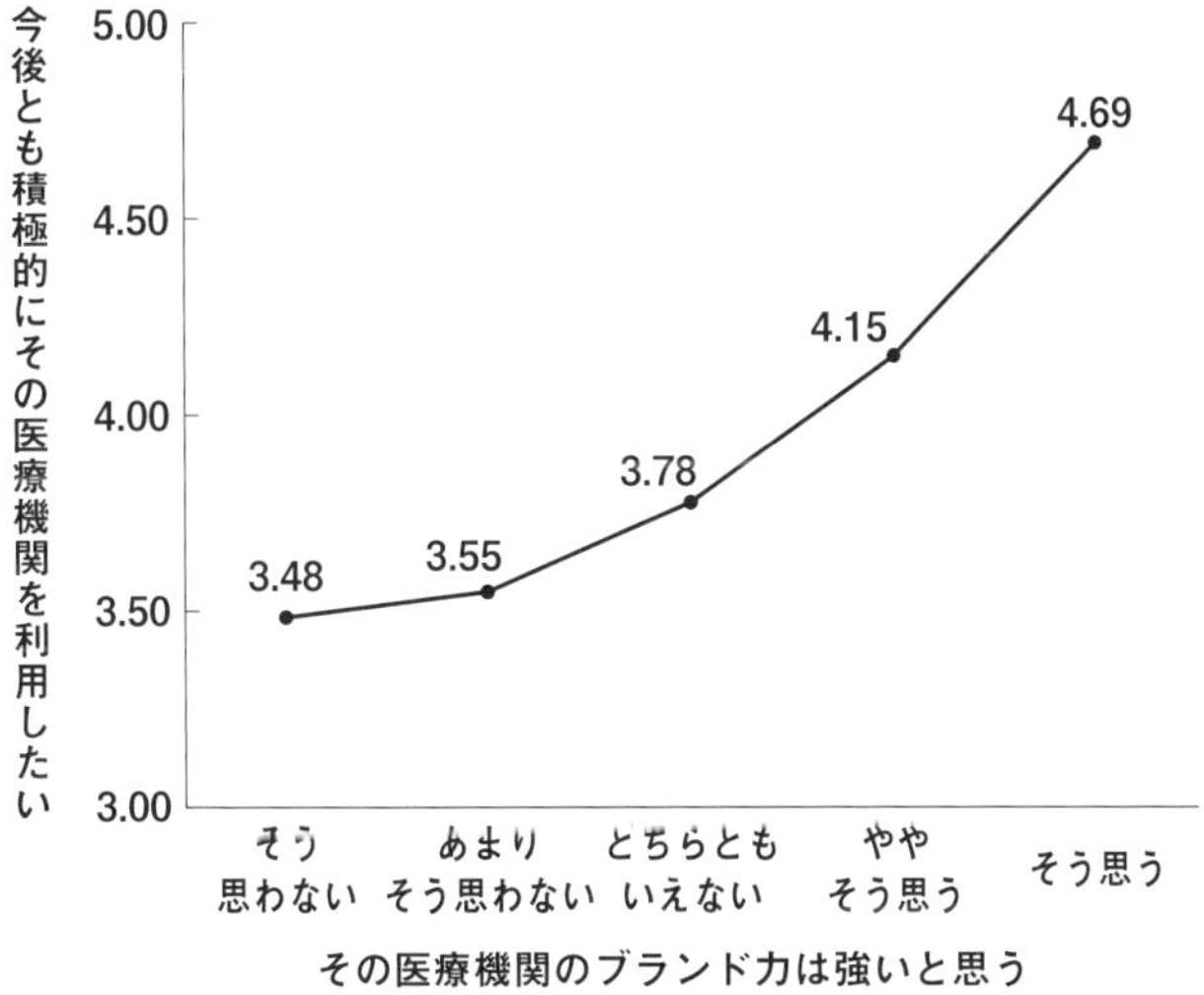

注：数字は、5ポイント尺度（「その通り」5 ～「違う」1）の平均値。
出所：全国生活者1200人調査（2022年8月）

ブランド力が強くなれば、その医療機関を選ぶ患者が増加する。これが医療ブランドの**「数量プレミアム」**だ。

②「リピート効果」

「数量プレミアム」に続く、ブランドの2つ目の力は、「リピート効果」である。

図表7−3に示した全国生活者調査の結果を見てほしい。ブランド力が強い医療機関ほど、「今後とも積極的にその医療機関を利用したい」というリピート意向が高まることが明らかだろう。

ブランド力が強くなると、医療

図表 7－4

強いブランドを持つ医療機関ほど、医療者の継続勤務意向が高い

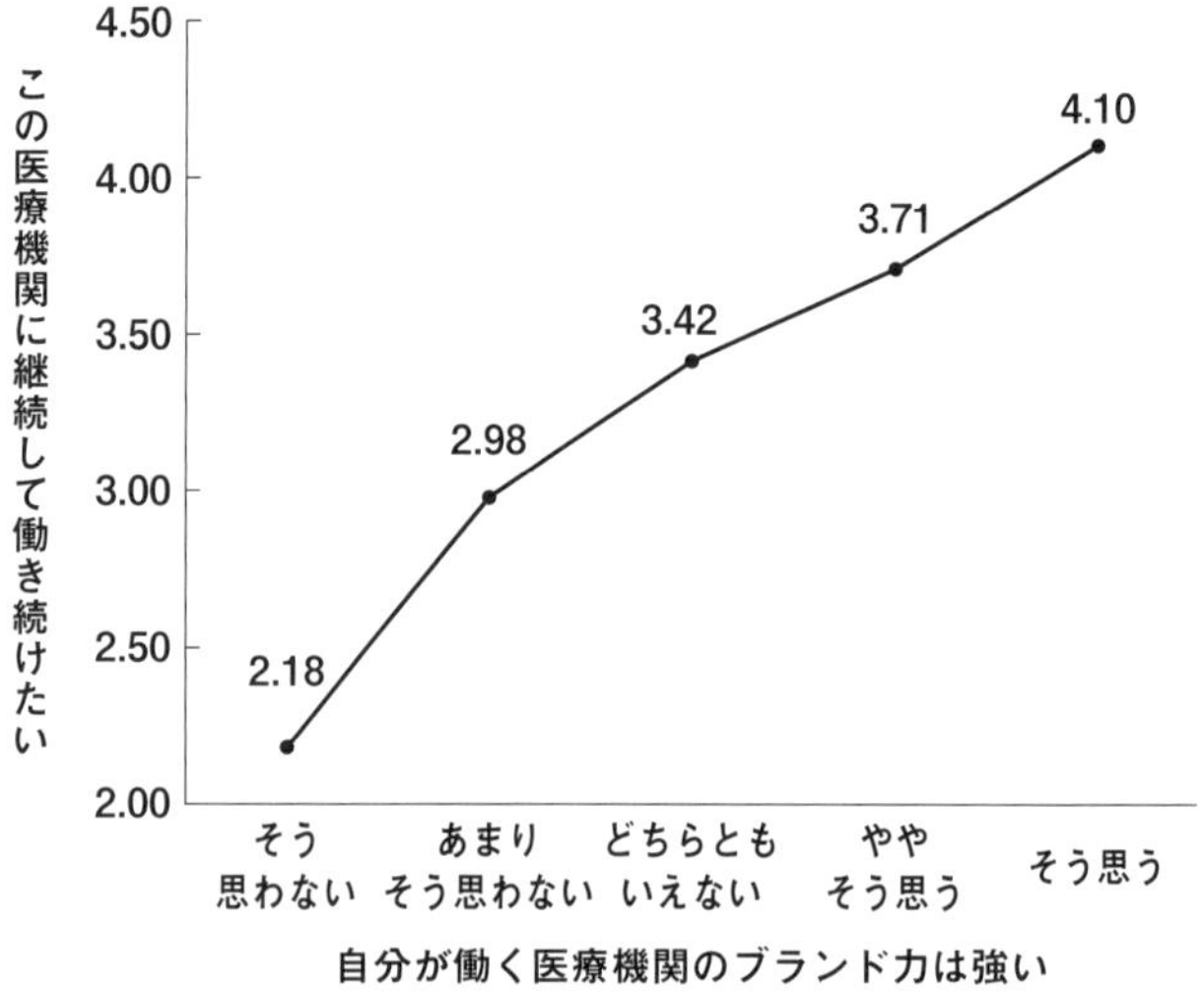

注：数字は、5ポイント尺度（「その通り」5～「違う」1）の平均値。
出所：全国看護師1000人調査（2022年9月）

機関と患者との絆が深まり、その医療機関をまた利用したいと思われるようになる。これが医療ブランドの**「リピート効果」**である。

③「医療スタッフを引きつける」

ブランドが医療機関にもたらすメリットは、生活者や患者に対する効果だけでない。そこで働く「医療スタッフ」にも、プラスの効果をもたらす。

図表7－4を見てほしい。全国の看護師に対する調査結果である。ブランド力が強い医療機関ほど、そこで働き続けたいスタッフが増えることがわかる。

ブランドをつくることは、患者を引きつけるだけでなく、「その病院で働き続けたい」と**働く医療者との絆も強くしてくれる**ということだ。

いかに強いブランドを生み出すか

強いブランドは、生活者や患者だけでなく、医療者も引きつける力を持つ。では、どうすれば、強い医療ブランドが生まれるのだろうか。

ここでは、筆者が実施した「全国生活者調査」（全国の生活者１２００人を対象とした調査）、および「全国看護師調査」（全国の看護師１０００人を対象とした調査）の２つの調査から得られたデータを利用して、「強いブランドの条件」を探索することにしよう。

まず、分析にあたっては「ブランド力」の測定が必要である。ブランドは目には見えない。ブランド力というモノサシがあるわけではない。そこで「ブランド力」を、以下の３つの変数（質問項目）を利用して測定することとした。具体的には、この3変数の因子分析を行い、抽出された1因子の因子得点を「ブランド力」とした。

図表 7−5

どのような要因が医療機関のブランド力に影響を及ぼしているのか

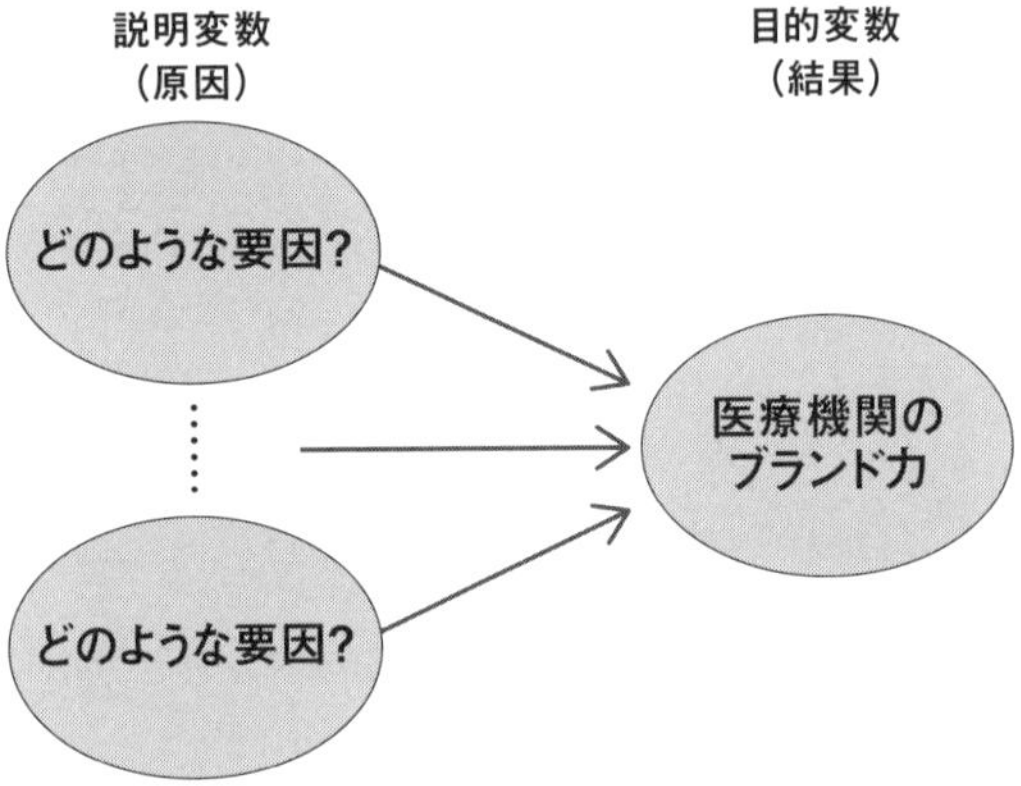

【ブランド力の測定に用いた3変数】

① その医療機関のブランド力は強いと思う

② その医療機関には、単なる医療の質を超えた〝何かしらの魅力〟がある

③ 医療の質が同じだとすると、患者は他の医療機関ではなく、この医療機関を選ぶと思う

分析方法は、算出したブランド力を「目的変数」として、医療機関（生活者調査：最近利用した医療機関、看護師調査：勤務する医療機関）に関する回答者の評価（因子）を「説明変数」とするステップワイズ回帰分析である（図表7−5）。

図表 7−6

医療機関のブランド力に影響を与える要因（生活者調査）

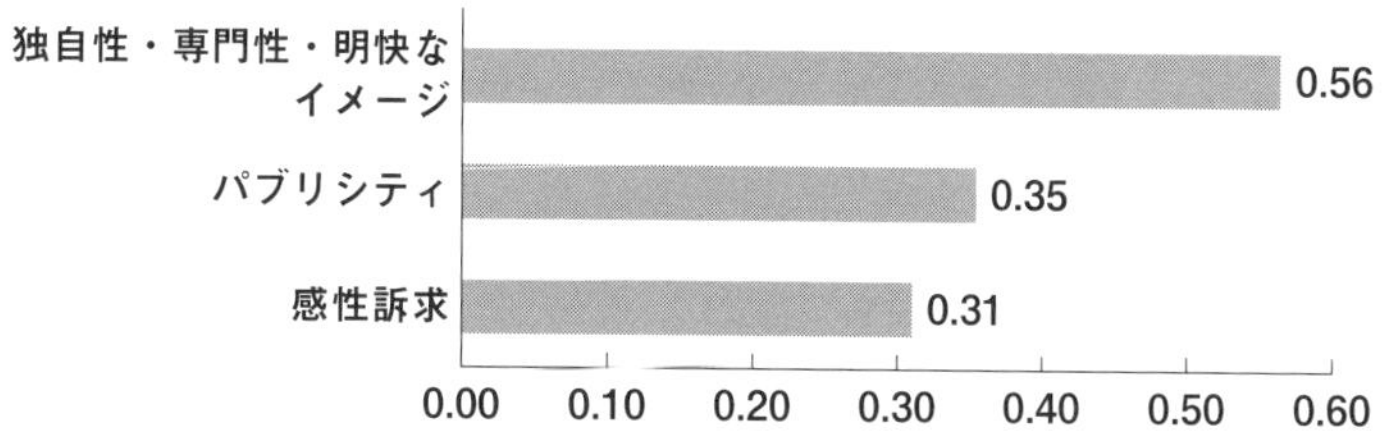

注：図中の数字は、ステップワイズ回帰分析の標準化回帰係数であり、
「医療機関のブランド力」（因子）への影響度を示す

出所：全国生活者1200人調査（2022年8月）

生活者が認識する強い医療ブランドの条件

はじめに、生活者調査によって得られたデータを利用した分析を見てみよう。どのような要因が、生活者が認識する「医療機関のブランド力」に影響をもたらしているのだろうか。

結果は、図表7－6に示したとおりである。図中の数字は、標準化回帰係数であり、ブランド力への相対的な影響度を示している。

生活者が認識する医療機関のブランド力に影響を与える要因として、調査結果から統計的に抽出されたのは、ブランド力への影響度が高い順に以下の3つの因子である。

①独自性・専門性・明快なイメージ

ブランド力に最も大きな影響を与えている因子が、「独自性・専門性・明快なイメージ」である。この因子は、主に下記の変数から構成されている。

- その病院・医院の専門性は高い
- その病院・医院には個性・独自性がある
- その病院・医院のイメージは明快である

つまり、**「独自性・専門性・明快なイメージ」がある医療機関ほど、生活者が認識するブランド力は強くなる**ということである。

②パブリシティ（メディアの報道）

ブランド力に影響を与える第2の因子は、「パブリシティ」である。この因子は、次の変数から構成される。

- テレビ番組、雑誌、新聞記事などで見ることがある
- メディアで取り上げられることがある

つまり、**メディアの報道に取り上げられる医療機関ほど、生活者が認識するブランド力は強くなる**。

③感性訴求

ブランド力に影響を与える第3の因子は、「感性訴求」である。この因子は、下記の変

図表 7−7

医療機関のブランド力に影響を与える要因（看護師調査）

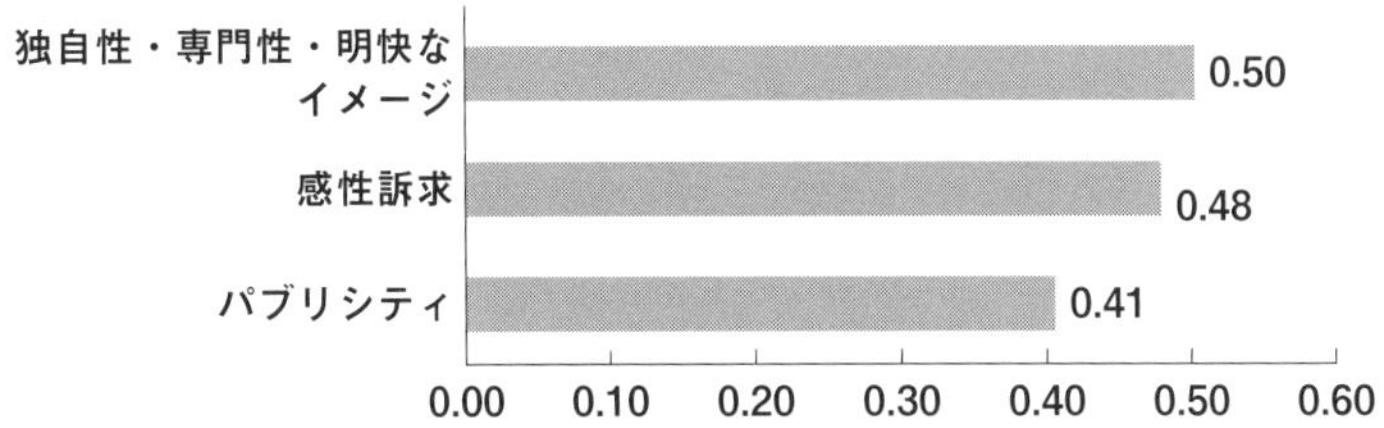

注：図中の数字は、ステップワイズ回帰分析の標準化回帰係数であり、
「医療機関のブランド力」（因子）への影響度を示す
出所：全国看護師1000人調査（2022年9月）

数から構成される。

- センスを感じる病院・医院である
- 建物や内部のデザインが魅力的である
- 感性に訴える病院・医院である

つまり、**生活者や患者の感性（心）に訴える医療機関ほど、生活者が認識するブランド力は強くなる。**

医療者が認識する強い医療ブランドの条件

続いて、医療者（看護師）が強いブランドと認識する医療機関にはどのような特徴があるのだろうか。看護師データを用いた分析を見てみよう。

結果は、図表7－7のとおりである。図中の数字は、ブランド力への相対的な影響度を示している。

看護師が認識する医療機関のブランド力の規定要因として、統計的に抽出されたのは、相対的な影響度が高い順に以下の

3つの因子である。

①独自性・専門性・明快なイメージ

ブランド力に最も大きな影響を与えている因子が、「独自性・専門性・明快なイメージ」である。この因子は、主に下記の変数から構成される。

- 個性・独自性がある
- 専門性は高い
- イメージは明快である

つまり、独自性・専門性・明快なイメージがある医療機関ほど、看護師が認識するブランド力は強くなるということである。

②感性訴求

次にブランド力に影響を与えている因子は、「感性訴求」だ。この因子は、下記の変数から構成される。

- センスを感じる医療機関である
- 感性に訴える医療機関である

・建物や内部のデザインが魅力的である

つまり、感性に訴える医療機関ほど、看護師が認識するブランド力は強くなるということである。

③パブリシティ（メディアの報道）

ブランド力に影響を与えている第三の因子は、「パブリシティ」である。この因子は、下記の変数から構成される。

・テレビ番組、雑誌、新聞記事などで見ることがある

・メディアで取り上げられることがある

つまり、メディアの報道に取り上げられる医療機関ほど、看護師が認識するブランド力は強くなるということだ。

強い医療ブランドを生み出す3要素

これらの分析結果から明らかなのは、生活者が認識する強い医療ブランドの条件と、看護師が認識する強いブランドの条件に共通性があるということである。すなわち、「独自

図表 7−8

医療機関のブランド力に影響する3要因

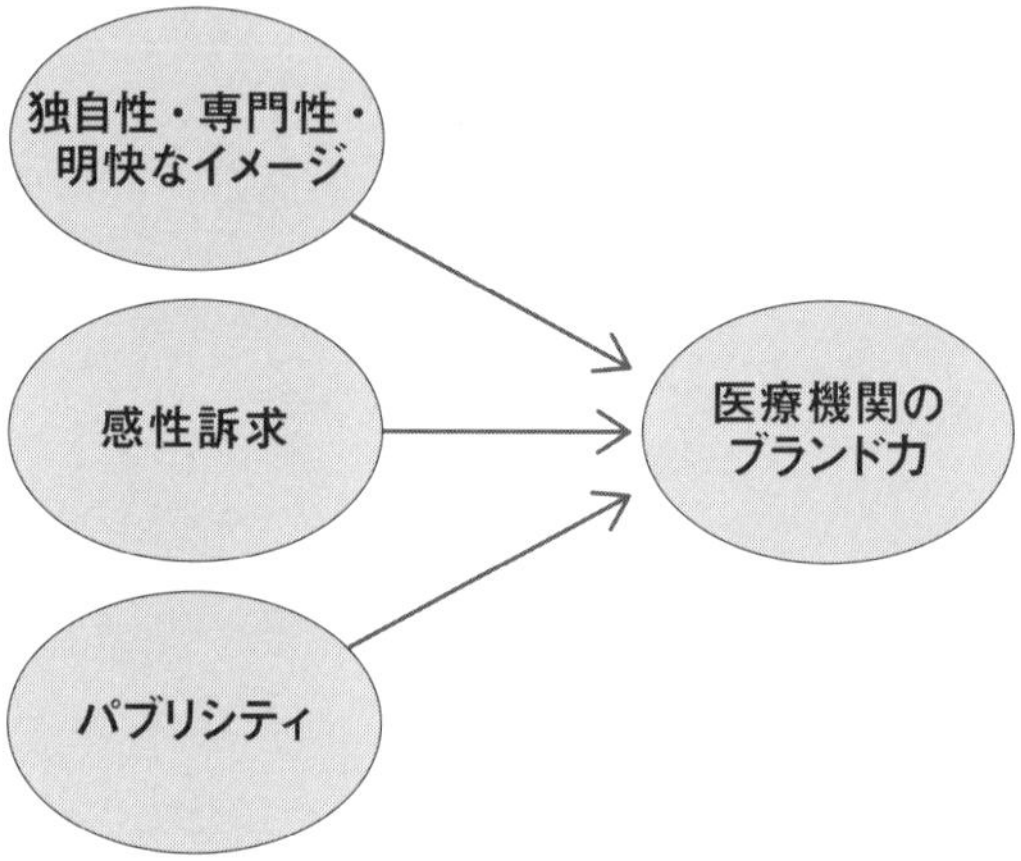

性・専門性・明快なイメージ」「感性訴求」「パブリシティ」の3条件である（図表7−8）。

以下では、この3つの条件について、具体的に検討することにしよう。医療機関のブランドづくりの方向性がみえてくるはずだ。

強いブランドの条件①
独自性・専門性・明快なイメージ

強い医療ブランドになるためには、「独自性・専門性・明快なイメージ」が欠かせない。では、独自性・専門性・明快なイメージを生活者に伝えるためには何をすべきだろうか。そのためのポイントをみていこう。

第一は、「ブランド・アイデンティティ」の明

確化である。ブランド・アイデンティティとは、そのブランドの「理想の姿」「ありたい姿」「どのようなブランドになりたいか」である。

医療機関がブランド・アイデンティティを明確にすることによって、生活者の頭と心の中に明快なブランド・イメージが生まれ、ブランド力は強くなる。ブランド・アイデンティティとブランド・イメージは、「原因」と「結果」のような関係だ。

医療機関：「明確なブランド・アイデンティティ」（原因）

←

生活者　：「明快なブランド・イメージ」（結果）

逆に言えば、明確なブランド・アイデンティティがない医療機関は、強いブランドにはならないということである。医療の現場で、医療者から次のような言葉を聞く。

「当院の方向性がよくわからない」

「役職者の考えがバラバラなので、統一した考え方を部下に伝えてほしい」

「どうしたいのか明確なメッセージがない」

これでは、強いブランドは生まれないだろう。ブランド・アイデンティティは、ブランドの「軸」である。「軸」がなければ、「何をすべきか」「何をすべきでないか」が判断できない。ブレてしまう。ブレると、強いブランドは生まれない。

強い医療ブランドになるためには、ブランド・アイデンティティ（ブランドのありたい姿、理想の姿）を明確にし、それをスタッフ全員に繰り返し伝え、全員で共有することが欠かせない。

第二は、「強み」を徹底的に伸ばすことである。「弱み」の改善では、強いブランドは生まれない。弱みを改善しても、平均、無難になるだけだからだ（図表7－9）。

ブランドづくりのNGワードは、「無難」「普通」「平均」「平凡」「まあまあ」である。「無難な医院」「普通の病院」は、ブランドにはならない。

そもそも、**「改善」は弱みに着目する言葉**である。「弱みを改善する」「短所を改善する」とは言うが、「強みを改善する」「長所を改善する」とは言わないはずだ。

強いブランドをつくるためには、「強み」に着目し、それを「伸ばす」という発想が欠かせない。強みを伸ばし、**「とんがり」をつくることによって、人々の心に刺さるブランド力**

図表 7−9

「弱みの改善」と「強みの伸長」

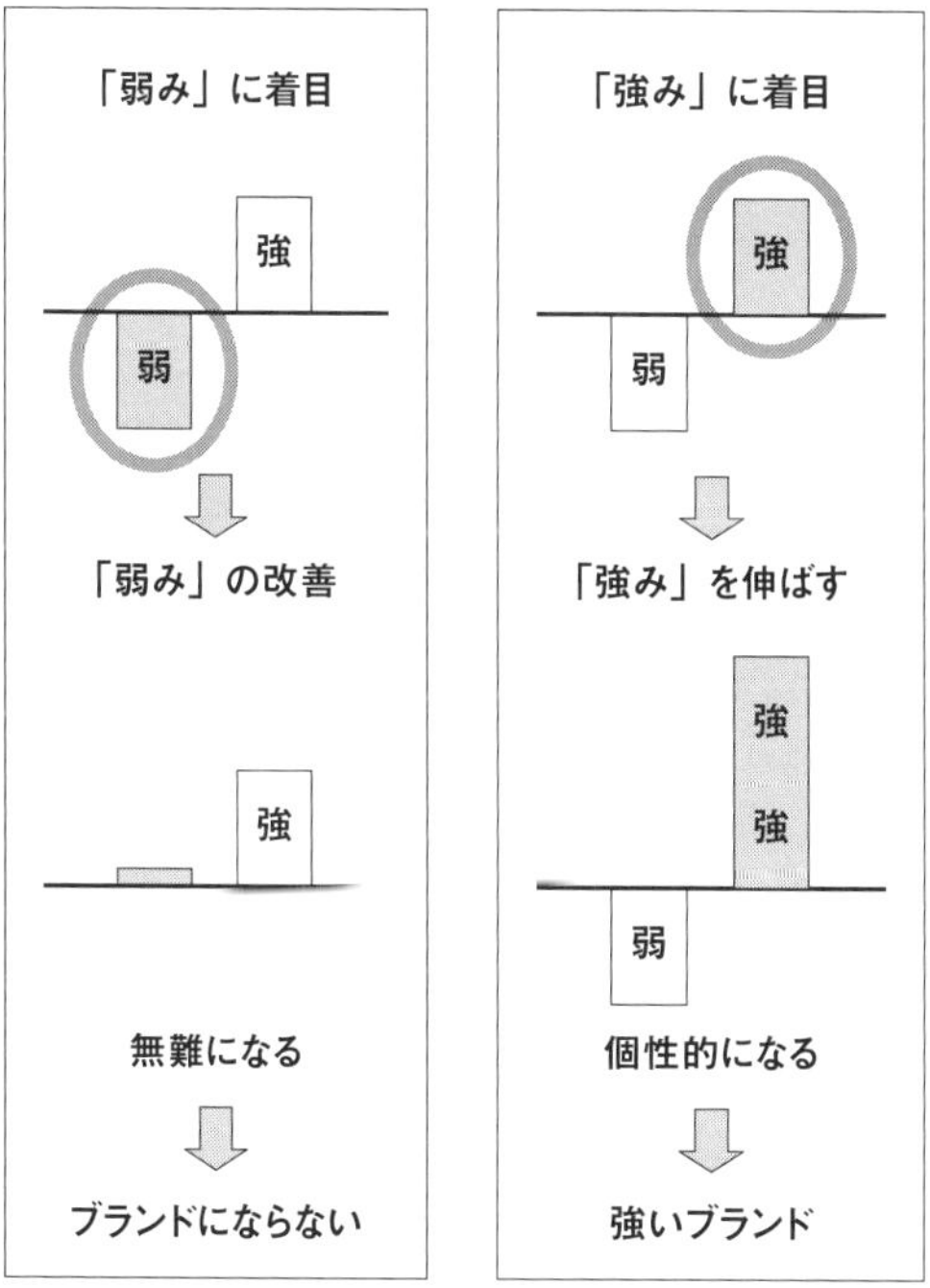

のある医療機関になることができる。

　では、医療の現場では、どのような点が「強み」になっているのだろうか。全国看護師調査において、自分が勤務する医療機関に「強み」があると回答した看護師に、その強みは何であるかを聞いてみた。具体的に見てみよう。

「徹底した地域密着」

「地域に根差した医療を行っている」

「特定領域に特化」

「特定分野のレベルの高さで

有名」
「専門性と地域密着性」
「特殊な治療に対して有名な医師がいる」
「感染症に強い」
「小児に特化した病院」
「救急医療に特化している」
「専門性が高く、ある領域の専門病院だから」
「各科がウリを掲げている」

「強み」の記述に出現した頻出単語の上位3は、「専門性」「特化」「地域」であった。専門性、特定領域への特化、地域密着などが、医療機関の「強み」となっていることがわかる。

第三は、「シンボル」をつくることである。たとえば、「すべてのケーキがおいしい洋菓子店」よりも、「シュークリームで有名な洋菓子店」の方がブランドになりやすい。「中華の王将」よりも、「餃子の王将」の方がブランドになりやすい。それぞれ、「シュークリーム」「餃子」というシンボルがあるからだ。

買い手の頭にイメージが浮かぶことが強いブランドの条件であるが、シンボルがあることによって、顧客の頭に明快なイメージが浮かぶようになる。

医療機関も同様である。**「〇〇病院といえば、〝〇〇〇〇〟」「〝〇〇〇〇〟といえば、〇〇病院」というシンボル**があれば、生活者の頭に明快なイメージが生まれ、ブランド力が高まる。

第四は、「引き算」の戦略である。ブランドづくりに求められるのは、「引き算」の発想であり、「足し算」の発想ではない。

「いろいろあります」「たくさんあります」といった「足し算」では、強いブランドは生まれない。「いろいろ」と聞いても、顧客の頭の中に明快なイメージは浮かばないからだ。**いろいろという色はない**。

なぜ、「詰め合わせセット」に、ブランド力の高い商品がないのか。なぜ、人気の駅弁ランキングに「幕の内弁当」が入らないのか。いずれも「足し算」だからだ。

強いブランドは、「引き算」の発想で、何かに絞り込んでいる。「引き算」をすることによって、イメージが鮮明になる。個性も際立つ。引き算をすれば、顧客が知覚する品質も高くなる。ファミリーレストランのパスタよりも、パスタ専門店のパスタの方がおいしそうだし、大型量販店のケーキよりも、洋菓子専門店のケーキのほうがおいしそうだ。

医療機関も同様である。「引き算」をすることによって、明快で鮮明なイメージが生まれ、生活者が認知する「独自性」や「専門性」も高まる。

いくつか例をあげよう。

- ターゲットの引き算 → 対象を絞り込んだ「こども病院」
- 対象領域の引き算 → 領域を限定した「がんセンター」
- 治療場面の引き算 → 救命救急に特化した「救命救急病院」
- 診断方法の引き算 → 最先端の画像診断に特化した「検査専門のクリニック」
- 治療場所の引き算 → 在宅医療を専門に手掛ける「ホームクリニック」

強いブランドの条件② 感性訴求

強いブランドは、顧客の「理性」（頭）だけでなく、顧客の「感性」（心）にも訴求している。アップルが世界一のブランドなのは、コンピュータの処理能力や記憶容量の大きさなどの機能が世界一だからではない。デザイン、ストーリー、独自の世界観といった情緒的な価値で人々の心をつかんでいるからだ。

コカ・コーラのブランド力が強いのも、スターバックスのブランド力が強いのも、同様だろう。機能が世界有数だからではなく、顧客の感性に訴えているからである。

機能性だけで強いブランドが生まれないことは、たとえば、時計の産業をみても、よくわかる。今日、世界でブランド力が圧倒的に強い時計は、極めて正確に時間を刻む日本発のクオーツ時計でもなく、デジタル時計でもなく、様々な機能を有したスマートウォッチでもない。スイスの機械式のアナログ時計だ。正確な時間を知るだけであれば、クオーツ時計で十分だ。

スイス時計のブランド力が高いのは、時間を知るための道具（機能的価値）ではなく、ファッションアイテム（情緒的価値）として位置づけたからである。

これまでの医療機関は、どちらかというと「感性」よりも「理性」、「情緒性」よりも「機能性」、「心に訴えること」よりも「頭に訴えること」を優先してきたのではないだろうか。強いブランドになるのは、生活者の理性だけでなく、感性にも訴える医療機関である。

たとえば、ロゴ、スローガン、カラー、キャラクター、パンフレット、ポスター、Ｗｅｂサイトといった、いわゆる「ブランド要素」で、自院のブランドの世界観を「視覚化」「言語化」し、利用者の感性に訴えることも欠かせないだろう。

【ブランド要素の例】
ロゴ、スローガン、カラー、キャラクター、パンフレット、ポスター、Webサイトなど

ブランド要素について、少し触れておこう。強いブランドを生み出す「ブランド要素」には、大切な2つの条件がある。**一つが「ハーモニー」であり、もう一つは「一貫性」である**（図表7－10）。

「ハーモニー」については、下記の2つがポイントになる。

a. ブランド・アイデンティティとブランド要素のハーモニー

ブランド要素は、ブランド・アイデンティティ（ブランドのありたい姿）を「視覚化」「言語化」したものである。ブランド要素は、ブランド・アイデンティティとのハーモニーがなければならない。

図表 7−10

ブランド要素のハーモニーと一貫性

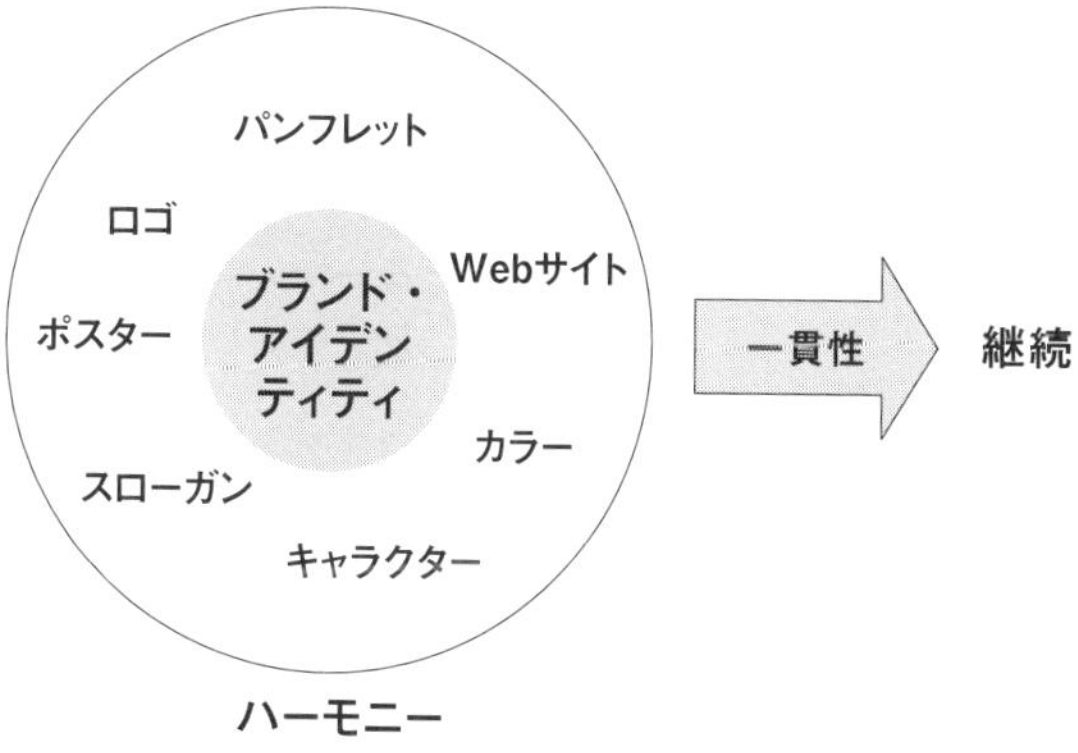

h. ブランド要素間のハーモニー

ブランド要素間のイメージがバラバラであると、生活者の心の中に明快なイメージをつくることは難しい。**強いブランドにはハーモニーがある。**たとえば、スターバックスのブランド要素をみてみよう。ロゴ、店舗、カップ、スタッフのユニホーム、禁煙のマークに至るまで、デザインにきれいなハーモニーがあることがわかるはずだ。

ぜひ、一度、自院のブランド要素にハーモニーがあるかどうかを確認してみてほしい。試しに、自院のロゴ、キャラクター、パンフレット、ポスター、Webサイトのトップページの出力画面などを全て床に並べて、上から眺めてみよう。

もしくは、これらのブランド要素の画像を1枚のページに集約し、プロジェクターでスクリーンに投影してみるのもよいだろう。もし、ブランド要素のイメージがバラバラで、ハーモニーがなければ、ブランドづくりに苦戦する可能性が高いはずだ。

ブランド要素にとって大切な2つ目の条件「一貫性」とは、ハーモニーのあるブランド要素を、ブレずに継続していくことである。

コカ・コーラといえば、一貫して「赤」だ。スターバックスといえば、一貫して「緑」である。たとえば、昨年は青のポスター、今年は緑のポスター、来年は赤のポスターなど、一貫性がなければ、生活者の心に明快なイメージを形成することはできない。

強いブランドは、ある意味ワンパターンである。繰り返すことで、買い手の心の中にイメージが形成されていく。**ブランドづくりにおいては、ワンパターンを恐れてはいけない。**

強いブランドの条件③ パブリシティ

強いブランドの条件に戻ろう。ブランド力の強さに影響する第三の条件は、「パブリシティ」である。強いブランドは、企業からの情報発信ではなく、パブリシティ（メディアが生み出す情報）によって生まれている。

つまり、ブランド力は、「どれだけ情報発信をするのか（広告）」ではなく、「どれだけ情報発信されるのか（パブリシティ）」で決まるということである。**ブランドづくりにおいて大切なのは、「情報発信力」ではなく、「情報発生力」だ**。

既述のとおり、「大企業と違って、広告予算がないから、ブランドづくりはできない」と言う人がいるが、それは誤解だ。パブリシティは基本的に無料である。

広告は、たとえてみると、お金をかけて、自分で「自分は良い人です」と言うようなものである。一方で、パブリシティは、お金をかけずに、メディアが「あの人は良い人です」と客観的な情報を伝えてくれるようなものだ。

「広告」と「パブリシティ」、どちらの力が信頼性は高いだろうか。どちらが人の心を動かすだろうか。もしも、広告だけで強いブランドを生み出せるとしたら、広告宣伝予算を潤沢に持つ大企業の商品はどれも強いブランドになるはずだが、現実はそうではない。

ブランドが「パブリシティ」によってつくられるということは、医療機関のブランドづくりにおいて、「広報活動」の役割が極めて大きいということだ。

メディアが取り上げるニュースや記事の多くは、社会性、公共性、新規性、独自性のある情報である。医療機関は、社会性や公共性が極めて高い存在である。地域の医療機関による新たなチャレンジは、メディアに取り上げられやすいはずだ。

どうしたら地元メディアや報道機関が、自院の情報をニュースや記事として取り上げたくなるのかを考えて、地域やメディアに積極的に情報提供をしていくことが、医療機関のブランドづくりにもつながるだろう。

医療機関もブランドづくりの時代

ブランドは、医療マーケティングにおける最強の武器である。医療機関の競争が激化する今日、生活者に選ばれるのは、強いブランド力を持つ病院や医院だろう。医療機関においても「ブランドづくり」の時代が来ている。

強いブランドは、成り行き任せではできない。戦略性と創造性をもってつくりあげるものである。医療機関における積極的なブランドづくりの取り組みに期待したい。

第8章

医療者と患者の「壁」を低くする方法

「心の壁」と「情報の壁」

患者の想いと医療者の想いは、必ずしも一致しない。いや、一致しないときの方が多いかもしれない。その結果生まれるのが、患者と医療者の間の「壁」である。

図表8－1をみてほしい。この図は、サービス業を利用する際に、自分との間に「壁」があると思う相手は誰か、生活者に聞いてみたものである。調査対象には、医師や看護師、病院の受付係のほか、飲食店の店員、保険のセールスマン、テーマパークのスタッフ、ホテルや旅館のスタッフなどが含まれる。

この図をみると、医師と生活者の間には、大きな壁が存在することが明らかだろう。「情

図表 8－1

生活者との「心の壁」と「情報の壁」

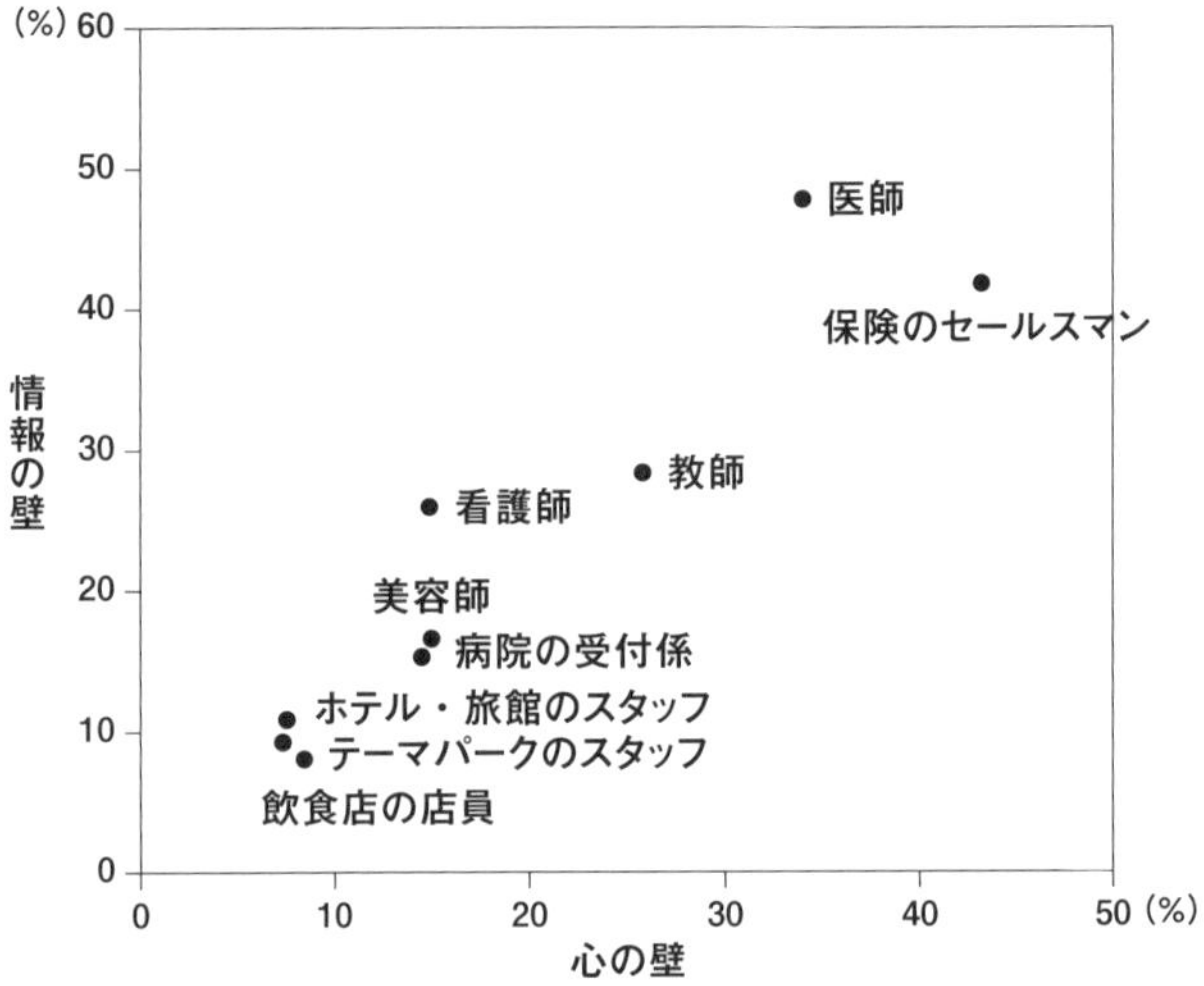

注：縦軸・横軸は、自分との間に「壁」があると回答した人の割合
出所：全国生活者1000人調査（2022年3月）

報の壁」だけでなく、「心の壁」もあることがわかる。医療者と生活者の間の「情報の非対称性」（情報の壁）はしばしば指摘されることであるが、**「心の非対称性」（心の壁）もある**ということだろう。

「壁」が患者の不満を高める

図表8－2、3は、「壁がある」と回答したグループと「壁がない」と回答したグループで、その医療機関に関する不満度（不満、やや不満とする回答者の割合）を比較したものである。

医師との間に「心の壁」が存在すると患者に認識されるほど、その医療機

図表 8−2

「心の壁」があると、患者の不満は高まる

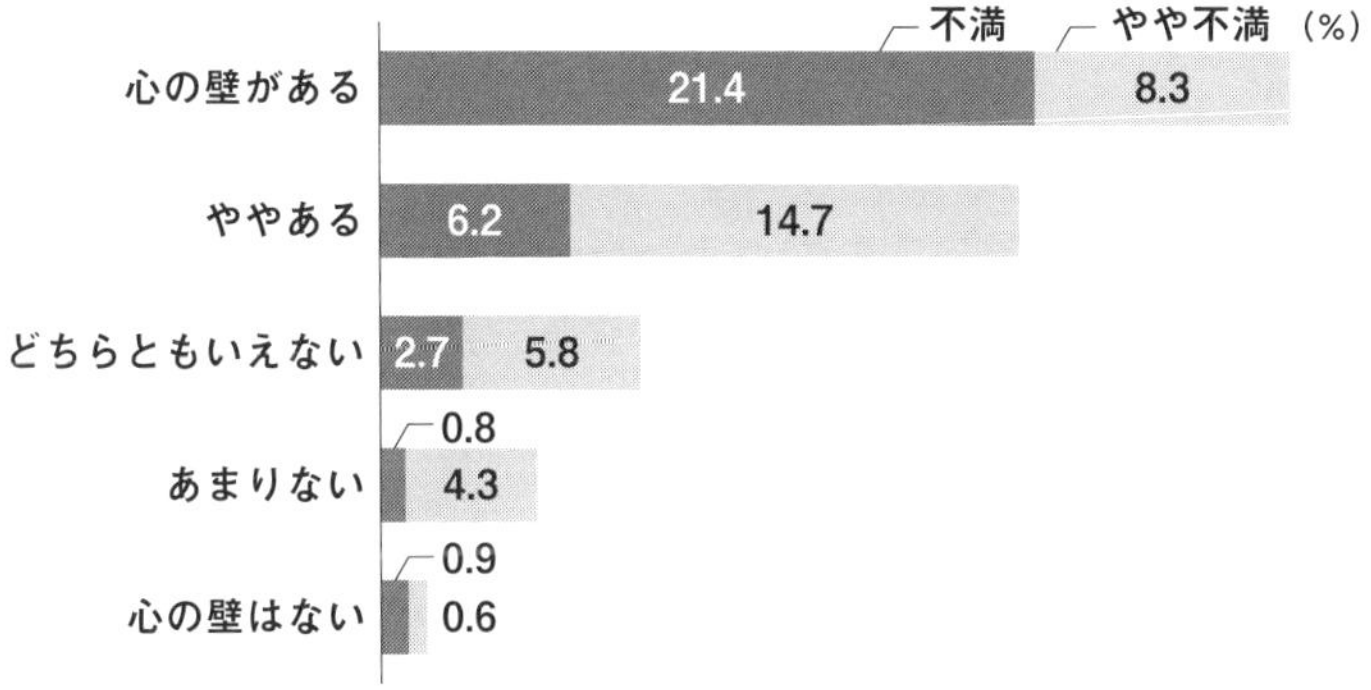

注：数字は、その医療機関に対する「不満」と「やや不満」の割合
出所：全国生活者1200人調査（2022年8月）

図表 8−3

「情報の壁」があると、患者の不満は高まる

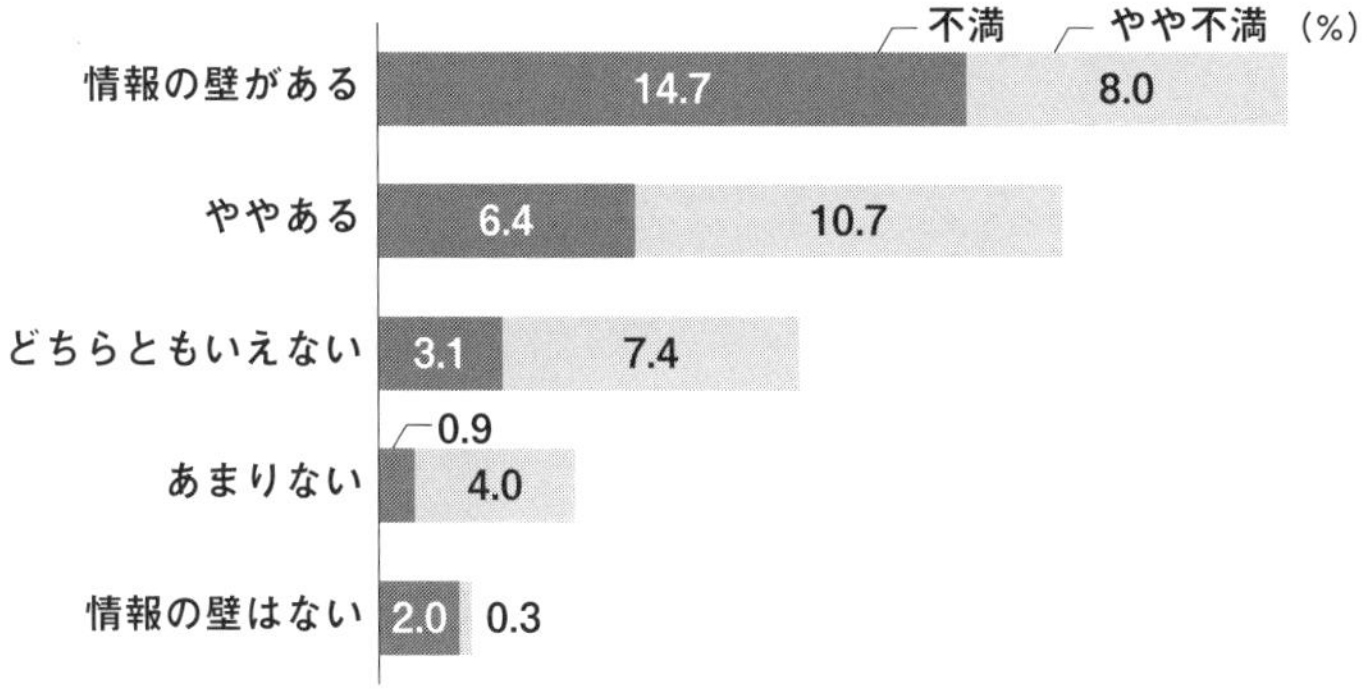

注：数字は、その医療機関に対する「不満」と「やや不満」の割合
出所：全国生活者1200人調査（2022年8月）

関への不満度は顕著に高まっている。同じく、医師との間の「情報の壁」が認識されるほど、その医療機関への不満度も高まる。

心の壁、情報の壁ともに、その存在が医療機関に対する「不満度」に大きな影響を及ぼしていることが明らかだろう。

もし、「心の壁」と「情報の壁」が、患者の不満を生み出しているのであれば、患者に選ばれ続ける医療機関になるためには、医師と患者の間にある「壁」を低くするように努めることが欠かせない。不満が続けば、患者は二度とその医療機関を選ぶことはないだろう。

「心の壁」をいかに解消するか

まずは、「心の壁」から見てみよう。どうすれば「心の壁」を低くすることができるのだろうか。

「心の壁」を解消する重要性を話すと、次のように言われることがある。

「テーマパークのスタッフになれということですか」（医師）

図表 8−4

コミュニケーションが「心の壁」を解消する

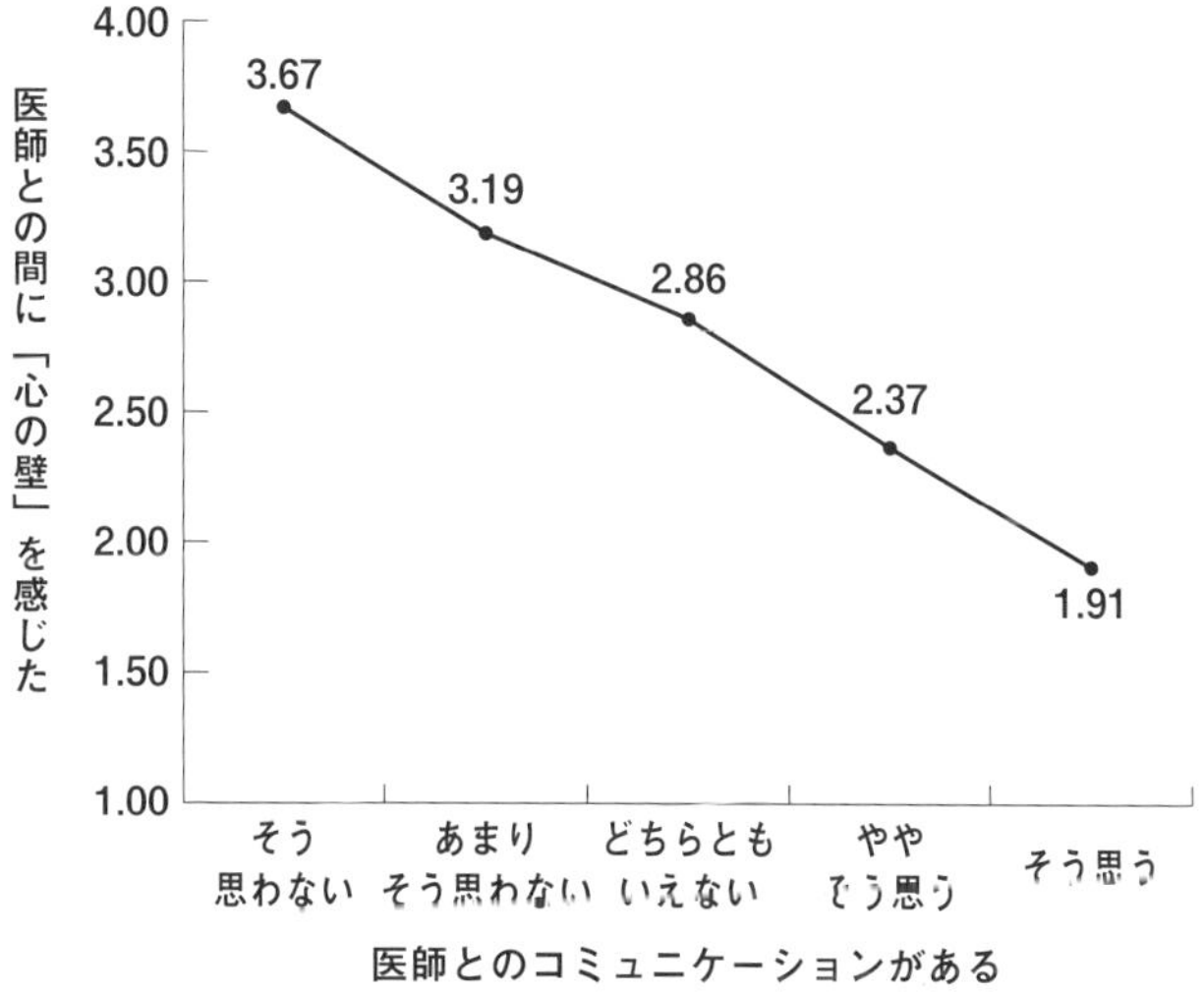

注：数字は、5ポイント尺度（「そう思う」5 ～「そう思わない」1）の平均値。
出所：全国生活者1200人調査（2022年8月）

そうではない。そもそも、病院とテーマパークでは、生活者が求める「価値」が異なる。病気を起点に生じる「患者の不安を解消する」のが医療機関であり、「夢を与える」のがテーマパークである。**医療者と、テーマパークのスタッフでは、壁を低くする方法が異なる**ということだ。

医師と患者との間にある「心の壁」を低くすることは、テーマパークのスタッフのように振る舞うことでもなく、患者におもねることでもない。医師らしく、看護師らしくプロとしての誇りを持って、患者に寄り添うことである。

図表8−4をみてみよう。「医師と患者のコミュニケーション」によって、

両者の心の壁は低くなることは明らかである。第4章で述べたように、医療サービスは、医療者と患者の共同生産によって生まれる。**医師は、患者と一緒に病気を治すパートナーなのである。**

「心の壁」が存在すると、患者の満足度の低下だけでなく、医療機関と患者の間に争いを生み出すきっかけにもなることが指摘されている。

「医療過誤で訴えられる医師は、一般論として、訴えられない医師より多くの医療ミスを犯しているわけではない。研究によれば、いちばん大きな違いは医師と患者の人間関係に帰するケースが多いという。

患者から訴えられる医師は、情動的ラポールがつくれていない。診察時間が短く、患者が何を心配しているかを尋ねず、患者の質問にちゃんと答えられたかどうか確かめず、患者と心の距離があった。患者とともに笑う場面などもほとんどなかった」（ゴールマン、2015）

「情報の壁」をいかに解消するか

「心の壁」と同様に、「情報の壁」も患者の不満度を高める大きな要因となる。選ばれる医療機関になるためには、「情報の壁」を低くすることも欠かせない。では、どうすれば「情報の壁」を解消することができるのだろうか。

「医師は、高度なプロフェッショナル人材なので、患者との情報の壁はあって当たり前」（医師）

「専門性が高いから、情報の壁はあって当然である」（医師）

もちろん、情報の量、情報の質ともに、医師と患者の間には大きな格差があるのは当然である。高度な知識と技術を有するのが、医療者だ。知識のギャップはあって当たり前である。

であれば、「情報の壁」があるのも当然だろうか。そうではない。ここでいう「情報の壁」は、専門知識量の差ではないということだ。**患者が知覚する「情報のギャップ」**である。

図表 8−5

わかりやすい説明が「情報の壁」を解消する

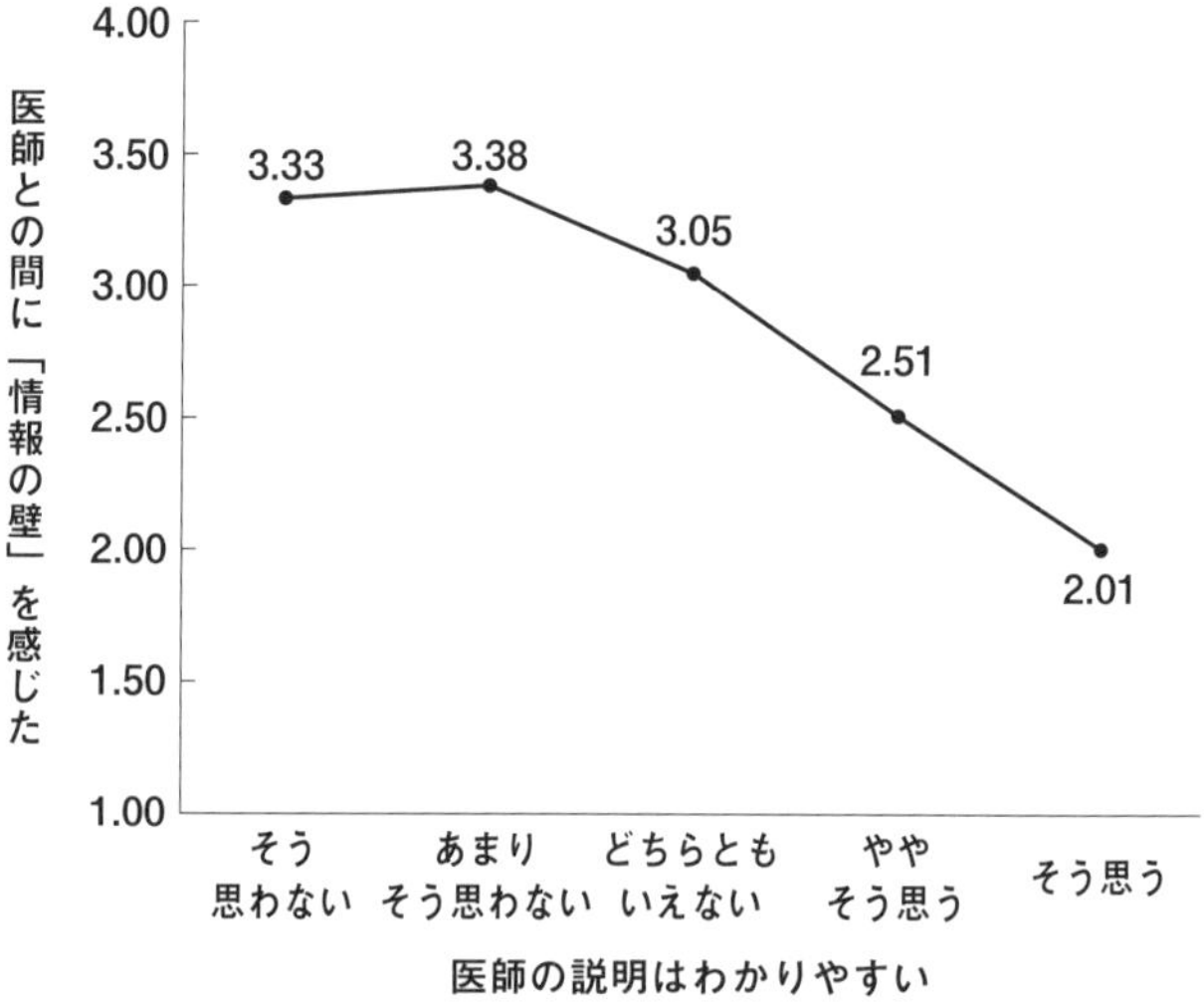

注：数字は、5ポイント尺度（「そう思う」5 〜「そう思わない」1）の平均値。
出所：全国生活者1200人調査（2022年8月）

「情報の壁」の解消方法は、患者に医学の専門知識を勉強してもらうということではない。**患者やその家族が知りたいと思っている情報を、わかりやすく説明すること**である。

図表8−5を見てみよう。この図からは、患者に対して、わかりやすい説明、患者の立場にたった情報提供をすることによって、「情報の壁」が低くなることが示唆される。

医療は極めて専門性が高い分野だからこそ、患者へのわかりやすい説明、情報提供が大切である。医療者には、高度な「説明力」が求められるということである。

次のような会話は、本来はありえな

いはずだ。

患者　「どうすれば、悪玉コレステロールの数値が下がるのでしょうか？」
医師　「インターネットで調べてみたらどうでしょう」

患者は、医師の口から説明を聞きたいのである。全国生活者調査には、次のような意見が寄せられている。

「適切なアドバイスがない」（50代女性）
「質問に対して真意で答えてくれなかった」（50代男性）
「医師がこちらの質問に対して、小馬鹿にしたような態度をとった」（30代女性）
「詳しい説明をしてほしいと医師にお願いしたが叱られた」（50代女性）

これらの意見は決して特殊なものではない。同種の意見が生活者からたくさん寄せられている。医療者の「説明力」に関する課題を解消することによって、「情報の壁」を低くする余地はまだ十分にあるということだろう。

「伝える」ではなく「伝わる」

医師にとっては当たり前の情報も、その多くは患者にとっては未知の情報である。「伝える」ことはもちろん重要であるが、それよりも**大切なのは「伝わる」こと**である。

だが、現実はどうだろうか。

「医師の説明がわかりにくく、診断の内容や検査結果、治療内容が理解できない」（20代男性）

「不安が大きいにもかかわらず、治療に関する説明が不十分であり、今何をされているのかわからないことが多く、安心して治療を受けることができない」（20代女性）

「専門用語ばかりで、何を言っているのかわからない」（30代女性）

「トリアージの話ばかりして、トリアージが何なのかの説明がなかった」（30代女性）

治療の技術だけでなく、患者にとって必要な情報をわかりやすく伝える技術（説明力）、患者の不安や悩みを聞く技術（聞く力）も、医療のプロフェッショナルには不可欠な要件である。

図表 8−6

コミュニケーションが「情報の壁」を解消する

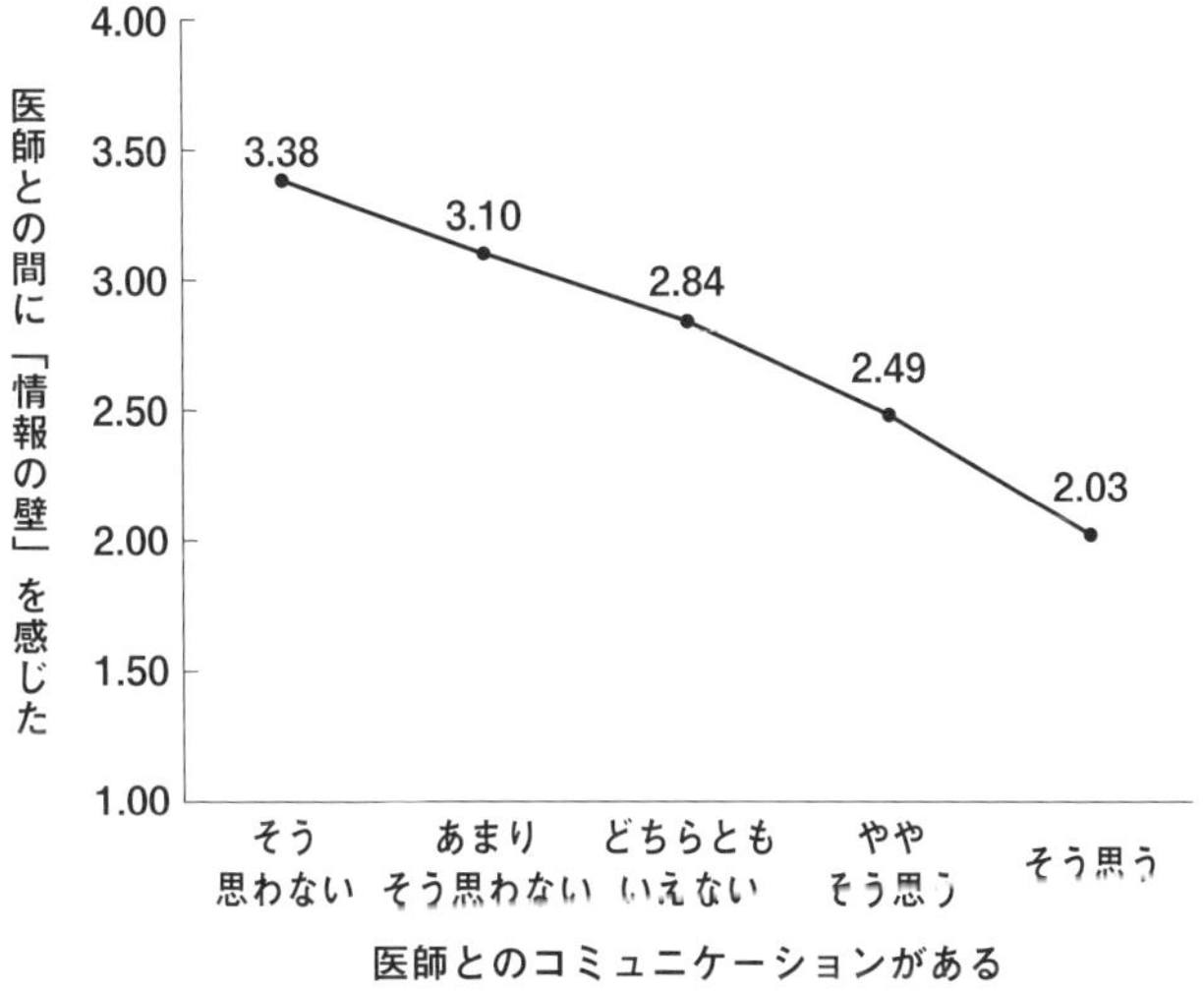

注：数字は、5ポイント尺度（「そう思う」5 〜「そう思わない」1）の平均値。
出所：全国生活者1200人調査（2022年8月）

患者に伝わらなければ、何も言っていないのと同じである。専門用語はできるだけ避け、平易な言葉で丁寧に話す。専門用語を使うときは、必ずわかりやすい言葉に言い換える。気軽に質問しやすい雰囲気をつくる。図やメモなどの活用も効果的だろう。

「何かわからないことはありませんか」
「何か心配なことはありませんか」

こういった問いかけを挟み、「情報のキャッチボール」すなわち、双方向の人的コミュニケーションができれば、両者の壁は低くなるはずだ。

また、多くの患者は、不安を伝えることは苦手だ。質問したいという意識はあっても、すぐには言葉にできないこともある。医療者には、患者の不安を言葉にする手助けも必要だろう。

図表8−6に示すとおり、コミュニケーションによって患者が知覚する「情報の壁」が解消していくことは、データからも明らかだろう。

患者の話を「聞く力」

コミュニケーションの「com」は「互いに」という意味である。選ばれる医療機関になるためには、患者と医療者の情報のキャッチボールが欠かせない。医療者には「説明力」とともに、患者の話を「聞く力」も大切になるということだ。

「話しづらい雰囲気で、聞きたいことを聞けなかった」（60代女性）
「質問しづらい、医師の対応が機械的」（30代女性）
「親身になって症状を聞いてくれない」（30代女性）
「こちらの話をあまり聞かず、質問もさせず、面倒くさそうな態度をとる」（40代女性）

「自分が感じている症状や具合の悪さをほとんど聞かずに診断をくだす」（40代女性）

これらの生活者の声にあるように、医療機関には「聞く力」に課題があるケースも多いので、要注意だろう。

医療者に欠かせない共感力

「対人関係スキルの基礎となるのは共感である」（ゴールドマン、2015）

患者との壁を解消するために、「説明力」や「聞く力」とともに、医療者に欠かせないのは「共感力」である。患者に共感することで、患者からの共感を得ることができる。お互いの共感によって、両者の間にある壁は消えていく。

「共感」（エンパシー）は、「同情」（シンパシー）としばしば混同されるが、両者は異なる。医療者に欠かせないのは、「同情」ではなく、「共感」である。この点について確認しておこう。

「共感」は、患者の視点に立ち、患者の気持ちを理解することである。患者の気持ちを知って、患者と接する力、すなわち「共感力」が医療者には欠かせない。

一方、「同情」は、患者と同じ気持ちになることである。「同情＝同じ感情」だ。患者と同じ気持ちになって、自分の感情をジェットコースターのように上下させていたら、いつか燃え尽きてしまうこともあるだろう。

医療者は、ストレスから自分の身を守ることが大切である。患者の悲しみを自分の悲しみとして感じたり、元気がない患者を見るたびに落ち込んだりしていては、自分の心も病んでしまうかもしれない。「患者の喜びを自分の喜びに感じるような看護師ほどバーンアウトしやすい」（大竹他、２０１８）ことが知られている。医療者に必要なのは、冷静かつ温かな心である。

「共感」＝患者の気持ちを理解する＝医療者に求められる力

「同情」＝患者と同じ気持ちになる

共感力の実験

医療者にとっての「共感力」の重要性を把握するため、全国の生活者を対象にインターネットを利用した実験を行った。

実験方法は、以下のとおりである。

調査対象である全国の生活者１２００人を無作為に２つのグループ（６００人×２グループ）に分けた。

両グループの条件設定は、まったく同じである。「転倒して強い痛みが継続しているため、病院を受診したとします」との条件を伝えた。

ＡグループとＢグループの唯一の違いは、医師の言葉である。Ａグループ（６００人）に提示した「医師の言葉」は、以下のとおりだ。

（Aグループ：共感語なし）

医師の言葉

「痛みが続いているのですね」

「レントゲンの結果を見る限り、骨折ではなさそうです。」

Bグループ（600人）に提示した言葉は、以下のとおりである。Aグループに提示した医師の言葉に、共感語を2つ加えている。具体的には、「それは、つらいでしょう」と「一緒に解決方法を考えましょう」である。それ以外はまったく同じだ。

（Bグループ：共感語あり）

医師の言葉

「痛みが続いているのですね。それは、つらいでしょう」

「レントゲンの結果を見る限り、骨折ではなさそうです。一緒に解決方法を考えましょう」

Aグループ、Bグループの生活者に聞いた質問はまったく同じ、「この医師がどれだけ信頼できそうか」である。

結果は、図表8－7のとおりだ。

同じメッセージを発信していても、共感語を入れることによって、医師への信頼度は大きく向上することがわかる。インターネット上の実験にもかかわらず、「信頼できそう」の値は34・5％から60・0％まで25・5ポイントも上昇している。実際の医療の現場で、患

図表 8−7

共感語の有無と医師の信頼度の関係（実験結果）

（%）

	信頼できそう	やや信頼できそう	どちらともいえない	あまり信頼できなそう	信頼できなそう
Aグループ共感語なし	34.5	24.8	28.7	8.5	3.5
Bグループ共感語あり	60.0	25.0	9.0	4.5	1.5

出所：全国生活者1200人調査（2022年8月）

者の目をみて、思いを込めて、「共感の言葉を」伝えれば、患者からの信頼度は一層高まるに違いない。

共感語の例

共感語は、患者の気持ちを理解した上で、患者の気持ちに寄り添う言葉である。医療者が、個々の患者に合わせて言葉を選び、適切に配慮することによって、「患者の立場に立っている」ことを伝えることができる。

いくつか共感語の例をあげよう。

① 患者と同じ方向を見ていることを伝える言葉

「改善に向けて一緒に取り組みましょう」

「一緒に解決方法を考えましょう」

「順調に行ってますよ」

②患者の症状を理解していることを伝える言葉

「痛いね」
「つらかったでしょう」
「つらいですよね」
「それは大変でした」

③患者の気持ちを理解していることを伝える言葉

「お気持ちはよくわかります」
「待たせてごめんなさい」
「がんばってますね」
「不安になりますよね」

非言語コミュニケーションも重要

共感を伝える手段は、「言葉」だけではない。医療者の視線、ジェスチャー、口調などの「非言語的なコミュニケーション」も重要である。

たとえば、「アイコンタクト」「うなずき」「あいづち」「繰り返し」などは、共感の伝達に有効な要素である。

「アイコンタクト」によって、医師は患者に関心を持っていることを示すことができる。患者と目を合わせることで、患者の気持ちを感じることもできる。アイコンタクトには、情報収集の役割もあるということだ。

患者の話を聞きながら、「なるほど」「そうなんですね」「へえ」といった「あいづち」を打つことも、共感を伝える効果がある。

医師の「うなずき」によっても共感が伝わる。うなずきによって、患者は「自分の話を聞いてくれている」「自分のことを理解してくれている」と感じ、安心することができる。うなずきには、患者に対する励ましの効果もある。

患者の言葉を「繰り返す」ことも有効である。

「私自身の経験上ですが、おうむ返しも効果がありました。患者の言葉を繰り返しているだけですが、共感を伝えることができます」（医師）

患者：「大変なんですよ」

医師：「（うなずきながら）大変なんですね」

患者：「ここが痛いんですよ」

医師：「（うなずきながら）ここが痛いんですね」

「アイコンタクト」「うなずき」「あいづち」「繰り返し」を、効果的に〝かけ算〟することによって、医師の患者に対する共感の気持ちは、より伝わりやすくなるだろう。もちろん、心がこもっていることが前提である。

パソコン画面ばかり見ている医師

「先生は、ぜんぜん私を見ていない」（20代女性）

生活者調査に寄せられた患者の声だ。この調査では、同様の意見が多数寄せられている。では、患者を見ずに、どこをみているのだろうか。

「僕ではなく、パソコンに向かっている」（20代男性）

図表 8−8

医師の「患者の目を見る時間」と「パソコンの画面を見る時間」

あなたが勤務する医療機関の「医師」は、患者の目を見る時間と、パソコンの画面を見る時間のどちらが多いですか。	（%）
患者の目を見る時間	28.2
パソコンの画面を見る時間	71.8

出所：全国看護師1000人調査（2022年9月）

「顔も見ず、パソ「ンだけで診断」（60代女性）

「ろくに説明をしない。パソコンばかり見て患者の顔を見ない」（50代女性）

顧客の顔をほとんど見ることなく、パソコン画面を見ながら話す。このような状況は、他の業界ではありえないことだろう。

医療者は、患者の目を見る時間とパソコンの画面を見る時間のどちらが多いのだろうか。全国看護師1000人調査で、その看護師が勤務する医療機関の医師について聞いてみた。

結果は図表8−8に示すとおりである。7割が「患者の目を見る時間よりも、パソコンの画面をみる時間の方が多い」と回答している。

もちろん、パソコンの画面を見ることが悪いのではない。医療者にとって、患者の検査結果や投薬状況などのデータ確認や、電子カルテへのデータ入力などは欠かせない。だが、その前後に、患者の目を見たコミュニケーションが有るか無いかが、満足度に決定的な影響を及ぼすということだ。

患者を見ずに、コンピュータに向かって「お大事に」と言っていないだろうか。**患者は、コンピュータの中にいるのではない。目の前にいる。**

デジタル技術が患者の不満を高めている

「我々はこれまでの歴史にないほど、機械の方を向き、人間をみなくなっている」（ゴールドマン、２０１５）。

医療におけるデジタル化の目的は、本来、**医療者の定型的な業務を効率化することによって、患者に寄り添う時間を生み出し、患者の満足度を高めることにある**はずである。だが、ここまでみたとおり、現実は逆になっているようだ。医療者がコンピュータに向かい合う時間が増える一方で、患者をみる時間が減少し、患者は不満を感じている。

（本来）　デジタル化　→　患者に寄り添う時間の増加　→　患者の満足

（現実）　デジタル化　→　コンピュータに向かい合う時間の増加　→　患者の不満

医療におけるデジタル化が進んできたにもかかわらず、医療者はますます多忙になっている。もしかすると、デジタル技術を「使う」のではなく、デジタル技術に「使われている」という側面はないだろうか。

「電子カルテに入力する時間のため、患者と十分触れあえない」（看護師）

言うまでもないが、ＡＩやＩＣＴなどのデジタル技術は、医療技術の進展や医療経営の効率化に非常に有効である。近い将来、電子カルテへの入力自体も、技術の進展で今よりも容易になるだろう。

しかし、デジタル化の進展が、**患者の不満を引き起こす可能性があるとすれば、それは本末転倒だろう**。医療におけるデジタル化の目的は、患者の満足度向上にあるべきである。

既述のとおり、ＡＩは「頭」の代わりにはなるが、「心」の代わりにはならない。医療の質は、「頭」と「心」の〝かけ算〟で生まれる。

何のためのデジタル化か、患者目線で、今一度考えてみることが必要かもしれない。

患者の目を見ることの大切さを実験する

「患者の目」を見ることがいかに大切かを把握するため、実験を行った。
調査対象者である全国の生活者１２００人を無作為に２つのグループ（Ａグループ６００人、Ｂグループ６００人）にわけ、両グループに医師の言葉を伝えた。
伝えた言葉は、まったく同じである。違うのは、医師が何を見ているかだ。Ａグループの医師は「患者の目」を見ている。一方、Ｂグループの医師は「パソコンの画面」を見ている。両グループに提示した設定を具体的にみてみよう。

（Aグループ）**医師の言葉**
（あなたの目を見ながら）「痛みが続いているのですね。それは、つらいでしょう」

（Bグループ）**医師の言葉**
（パソコンの画面を見ながら）「痛みが続いているのですね。それは、つらいでしょう」

両グループへの質問は、まったく同じ、「この医師がどれだけ信頼できそうか」である。

図表 8−9

医師の視線による信頼度の違い（実験結果）

（%）

	信頼できそう	やや信頼できそう	どちらともいえない	あまり信頼できなそう	信頼できなそう
Aグループ 患者の目	46.7	28.5	18.8	5.0	1.0
Bグループ パソコン画面	15.0	17.8	34.0	19.7	13.5

出所：全国生活者1200人調査（2022年8月）

実験結果をみてみよう。

図表8－9に示すとおり、医師がまったく同じ言葉を発していても、「パソコンの画面」を見て話したと伝えただけで、その医師の信頼度は、極端に低下してしまうことがわかる。

その医師を「信頼できそう」と回答する割合は、医師の視線が「患者」から「パソコン」に変化しただけで、46・7％から15・0％へ激減している。患者の目を見たコミュニケーションが、いかに重要なのかがわかるだろう。

医療とはコミュニケーション・ビジネス

全国の生活者に次の質問をしてみた。

病院で経験した、感動した出来事、うれしかった出来事があれば教えてください寄せられた回答を見ると、突出して多いのは、医療者とのコミュニケーションに関するエピソードである。

「こんなに自分に時間を割いてくれていいのかと思うほど丁寧に色々と説明してくれた」（20代女性）

「看護師さん、先生に楽しく話しかけられた」（50代女性）

「主治医が親身になって相談に乗ってくれた」（50代女性）

「先生がこちらの話をじっくり聞いてくれてうれしかった」（50代女性）

「とても聞き上手で、丁寧に優しくこちらの話を聞いてくれた」（40代男性）

「主治医の先生が親身で安心できた、不安なときにかけてもらった言葉で気持ちが軽くなった」（20代女性）

「先生も看護師さんも優しくていそがしそうだったけど、丁寧にわかりやすく説明してくれた」（30代女性）

「丁寧に治療内容を説明していただき、不安が和らいだ」（30代男性）

医療機関での患者の喜びや感動の多くは、コミュニケーションから生まれているということだ。医療機関にとって、コミュニケーションは「付帯サービス」ではない。「本来サービス」である。

医師の言葉は、患者の身体と心を癒やす「薬」にもなる。医療機関は、治療を土台とした「コミュニケーション・ビジネス」といっても過言ではないだろう。

第9章

患者を引きつける口コミマーケティング

医療機関を選ぶ際に重視する情報は？

選ばれる医療機関になるためには、生活者にその存在や情報を知ってもらう必要がある。では、生活者は、医療機関を選択するときに、どのような情報源を利用しているのだろうか。

図表9－1は、全国の生活者に「治療を受ける病院・医院を選択するときに、最も重視する情報」を聞いたものである。

圧倒的に多いのが「口コミ（家族、知人、友人からの情報）」である。過半数（54・6％）の生活者が「最も重視する」と回答している。品質の評価が難しい医療サービスにおいて、

図表 9−1

医療機関の選択で最も重視する情報

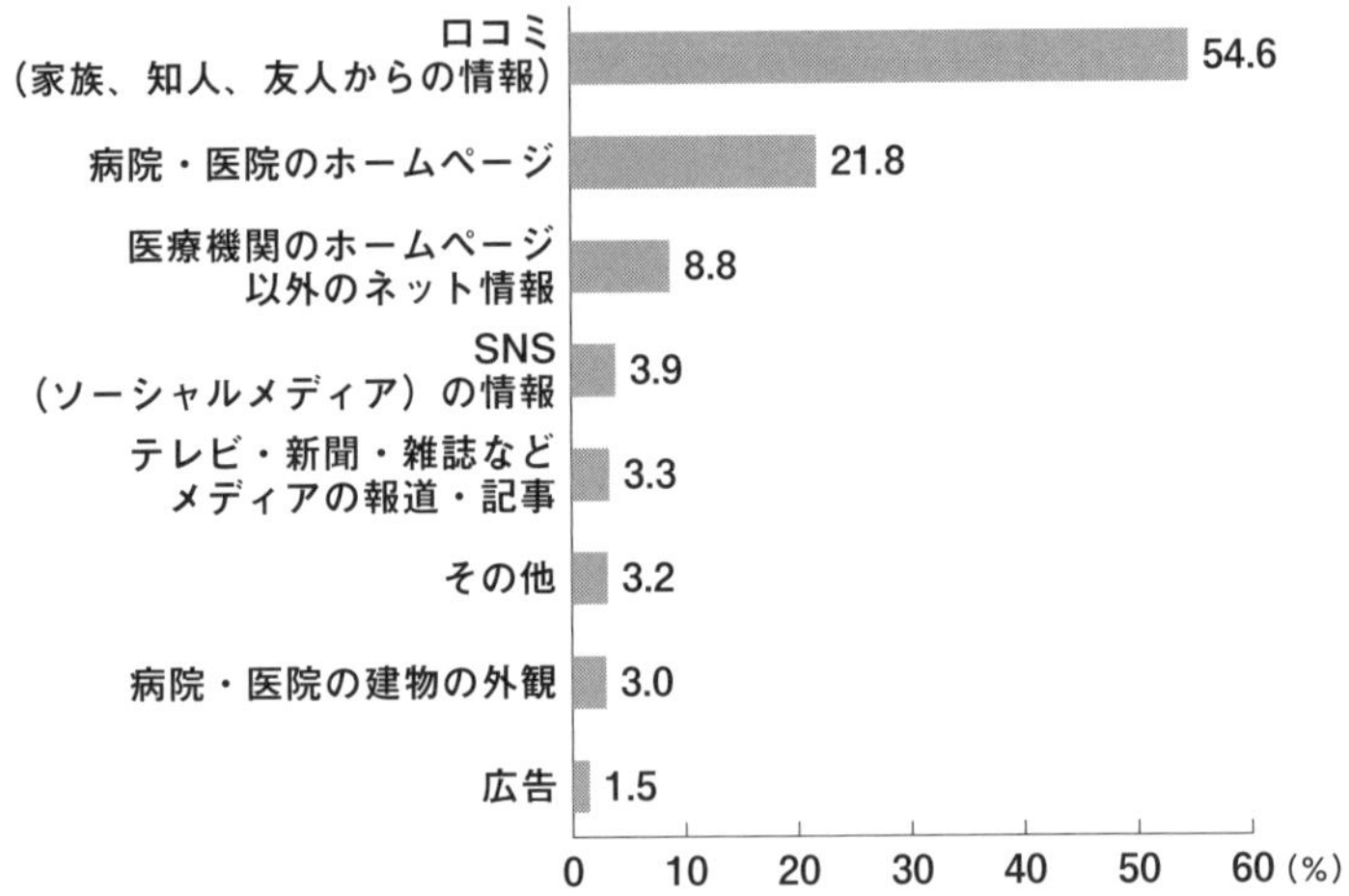

出所：全国生活者1200人調査（2022年8月）

生活者は、身近な人々からの口コミで得られた情報に頼るということだろう。

次に多いのが、「病院・医院のホームページ」である。リアルの口コミだけでなく、インターネットでの情報発信も極めて重要だということだ。

また、患者に聞くと、口コミで関心を持って、インターネットでその医療機関のホームページを検索するといった行動も多くみられる。

一方、最も低かったのは「広告」である。広告と回答した生活者は、わずか1・5%である。

医療機関の情報は、自らが発信するよりも、患者や生活者経由で間接的に伝えてもらう方が効果は大きいということだ。

図表 9−2

口コミか、広告か

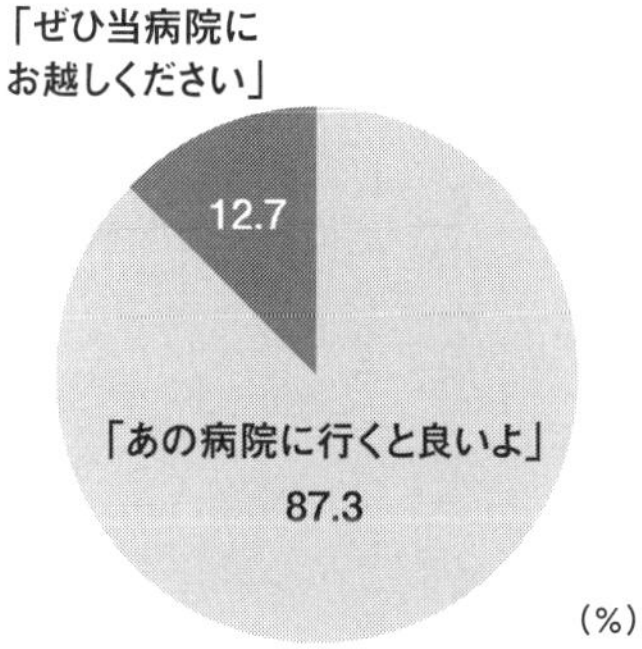

出所：全国生活者1200人調査（2022年8月）

「情報発信力」より「情報発生力」

あなたは、次の2つのメッセージのうち、どちらに影響されるだろうか。

A 「あの病院に行くと良いよ」
B 「ぜひ当病院にお越しください」

全国の生活者1200人に聞いてみた。結果は、図表9−2のとおりである。A、Bともに「ある病院の利用を勧めている」にもかかわらず、圧倒的に多くの人（87%）が影響を受けるのは、Aのメッセージだ。Bを選ぶ人はわずか13%しかいない。

Aは、その医療機関を利用した友人や知人の経験から出てきた言葉、すなわち「口コミ」である。一方、Bは病院・医院からの言葉である。自らが宣伝を行う

「広告」のイメージだろう。

なぜ、ほとんどの人がＡの言葉（口コミ）に影響されるのだろうか。Ａ、Ｂの言葉を「人」に置き換えて考えてみるとよくわかる。

Ａは「あの人は良い人なの」となり、Ｂは「私は良い人です」となる。Ｂのように、自分のことを自分で「良い人」だと言っても、誰も信じないかもしれない。逆に、そのような言葉を繰り返せば、信頼を失いかねない。

人を動かすのは、Ａのような第三者の経験に基づくメッセージである。売り手（医療機関）の言葉よりも、買い手（生活者・患者）の言葉の方が、はるかに人の心に響く。

選ばれる医療機関になるためには、「情報発信力」（広告する力）よりも、「情報発生力」（口コミを生み出す力）が大切だということだろう。

口コミのパワー

以下では、「口コミ」の力を具体的にみてみよう。

図表 9－3

「0.1㎜」の薄さの紙を50回折ると？

順位	想像する高さ	（%）	累積（%）
1	「5mm」	17	17
2	「5cm」	17	34
3	「1cm」	11	44
4	「10cm」	7	51

注：消費者1000人が想像する高さを自由に記入
出所：岩崎（2012）

①連鎖の力

想像してほしい。０・１㎜の薄さの紙を50回折ると、どれぐらいの高さになるだろうか。

実際に、全国１０００人の消費者に、想像する高さを自由に記入してもらった（岩崎、２０１２）。

結果は図表9－3のとおりだ。最も多かったのが「５㎜」と「５㎝」と回答した消費者である。「５㎜」と「５㎝」という回答だけで全体の3割を超えてしまう。これに「１㎝」と「10㎝」と回答した人を加えると5割を超える。回答の大部分が、数センチメートルの高さをイメージするということだ。

では、実際はどの程度の高さになるのだろうか。

答えは、０・１㎜の2倍の50乗。約1億１０００万㎞だ。地球と太陽の距離が1億５０００万㎞だから、地球から太陽までの距離にほぼ匹敵する。新幹線のぞみ号で、片道63年の距離である。

2倍、2倍と連鎖を続けると、想像をこえるスケールになる。人は、感覚的に「連鎖の力」を軽視しすぎてしまうということだろう。

口コミも同様だ。**口コミは、人から人へ連鎖をしていく。その連鎖の力は、強大だ。**一方、広告は連鎖することはない。テレビＣＭを見た「ラジオ」が広告をしてくれるといったことは絶対にありえない。テレビＣＭが成功するか否かも、そのＣＭを見た生活者が「口コミ」をしてくれるのかどうかにかかっている。

口コミの連鎖のパワーは、ＳＮＳ（ソーシャルネットワーキングサービス）の普及で消費者自身がメディアを持つ今日、さらに高まっている。「聞く口コミ」（リアルの口コミ）だけでなく、ＳＮＳ上で「見る口コミ」（ネット上の口コミ）の力も大きい。

②生々しさの影響力

「連鎖の力」の次は、「生々しさの影響力」だ。口コミで語られる言葉を聞いてみると、誇張や省略が行われ、とても生々しいものが多い。事実を客観的に語っていると思ったら、おそらく間違いだ。下記は、学生の口コミからピックアップしたものである。

「究極のラーメンを出すという店に行ったら、究極に不味《まず》かった。一生行きたくない」

「このラーメンを食べたことがないなんて、人生を無駄にしているぞ」

上の口コミをみると、「究極に不味《まず》かった」「一生行きたくない」「人生を無駄にしている」など、生々しい言葉で語られている。

人には、聞き手の注意を喚起したいという潜在的な欲求があるため、口コミは生々しくなりがちだ。「究極に不味《まず》かった。一生行きたくない」と聞けば、だれも行きたいとは思わないだろう。逆に、「食べないと人生を無駄にするラーメン」と聞けば、ぜひ行ってみたいと思う。「生々しさ」が人に与える影響力は強大である。

医療機関においても同様だ。生活者調査で医療機関に関する口コミを聞いてみると、**「あの病院に行ったら最後、出てこられない」「○○病院に行って内視鏡が死ぬほど痛かったらしい」**といった生々しい口コミがみられる。

地域の医療機関にとっての口コミの利点

病院や医院など医療機関にとって、「口コミ」は、最も重視すべきコミュニケーション手段である。その理由をあげよう。

第一は、既述のとおり、**医療機関の選択にあたって、生活者は口コミを最重視している**

ことである。医療サービスは、モノと違って、試しに利用することができない。目にも見えない。家族・友人など信頼のおける人の言葉や、利用経験者の言葉の力はとても大きい。

第二は、口コミは、**広告と違って、コストがかからない**ことだ。大企業と比較して、広告予算が相対的に乏しい医療機関にとって、口コミは最良のコミュニケーション手段といえる。

第三が、**地域内においては、口コミで評判が伝わりやすい**ことである。大部分の医療機関の患者は、地域の生活者である。地域密着は、医療機関の武器のひとつである。人は、近くにいるほどよく話をする。物理的な近接性は口コミが広まるうえで重要な要素だ。

第四に、口コミの発信者は、伝える相手を選び、聞き手に合わせた情報を伝えることである。たとえば、患者が病院の口コミをするのは、病院を探している生活者や、その病院に行く可能性がある人々であろう。その病院とは無縁の人々に、病院の口コミをする人は少ないはずだ。口コミは、伝える時点で相手を取捨選択しているので、**聞き手もその話を受け入れる可能性が高い**。

一方、テレビＣＭはそうはいかない。伝えたい相手だけに伝えることは不可能だ。筆者は化粧をしないが、化粧品のテレビＣＭにはよく遭遇する。

第五は、**口コミを聞いて訪れる生活者は、その医療機関を気に入る可能性が高い**ということだ。なぜなら、口コミをしてくれる患者は、その医療機関に満足している人である。「類は友を呼ぶ」というように、その医療機関を気に入っている人の周りには、その医療機関と相性が良い人がいる可能性が高い。良い患者は、良い患者を連れてきてくれるということだ。

どのような口コミがあるのか

医療機関に関して、生活者はどのような口コミをしているのだろうか。全国の生活者に聞いてみた。

> 病院・医院に関する「口コミ」で、記憶に残っているものがあればご記入ください。

調査対象の１２００人中３３１人が、病院・医院に関する「口コミ」で記憶に残っているものがあるとして、具体的に記述をしてくれた。

まず、その口コミが「良い口コミ」か「悪い口コミ」かについて分析してみた。その結果、「良い口コミ」は全体の49・２％、「悪い口コミ」は35・３％、いずれにも該当しないものが15・4％であった。

次に、どのような内容が口コミで語られているのかを分析したところ、「コミュニケーション」に関する口コミが最も多く、全体の41・7％を占めていた。「技術」に関する口コミが24・2％、いずれにも該当しないものが34・1％であった。

「良い口コミ」「悪い口コミ」のいずれも、その内容をみると「コミュニケーション」に関わるものが最も多い。**医療者と患者とのコミュニケーションが「口コミ発生」のポイントになっている**ことは明らかだろう。

全国生活者調査に寄せられた医療機関に関する「良い口コミ」で頻出する単語を抽出したところ、「聞く」「丁寧」「話」「親切」「優しい」「説明」といった単語が上位にきている。一方、「悪い口コミ」で頻出する単語をみてみると、「長い」「待ち時間」「態度」「対応」などが上位にきている。

以下、口コミの内容ごとに、いくつか具体的にみてみよう。

①「コミュニケーション」に関する良い口コミ

「スタッフが優しい」

「とても親切にこちらの話を聞いてくれた」
「医師が話をよく聞いてくれる」
「先生が親切丁寧に説明してくれる」
「先生が親身になってくれる」
「先生が優しくて、こちらの話をじっくり聞いてくれる」

②「医師の技術」に関する良い口コミ

「あそこの病院の先生は名医」
「胃カメラが上手」
「医師の技術が高い」
「最先端の最新医療を実践している」
「専門性が高いから安心」
「全国でトップクラスの実績のある医療分野がある」

③「コミュニケーション」に関する悪い口コミ

「あそこの病院の受付は態度が悪い」

「いつ行ってもスタッフの機嫌が悪い」
「医師の態度が悪い」
「医者や看護師が冷たい」
「先生が威圧的、説明しない」
「患者の意見を聞かない」

④「医師の技術」に関する悪い口コミ

「あの病院に行ったら治るものも治らない」
「あの医師はヤブだ」
「誤診により手遅れ、後遺症が残った」
「処置中に手が震えていた」
「適切な治療をしてくれなかった」
「不必要な検査をする」

口コミのコントロールは可能か

「たしかに、口コミの力が大きいことはわかった。しかし、お金を出せばできる広告と違って、口コミは自分ではコントロールできないではないか」

口コミの重要性の話をすると、このように言われることがある。口コミは、本当にコントロール不可能なのだろうか。

たしかに、一旦発生した口コミをコントロールすることは難しいかもしれない。だが、口コミの発生を促進することは可能だ。

口コミの発生を促進するために着目すべきは、「何がメディアか」ということである。テレビCMのメディアはテレビ、雑誌広告のメディアは雑誌である。口コミのメディアは何かというと、それは「人間」だ。したがって、口コミの発生を促進するためには、メディアである人間が、「伝えたくなる」ことが欠かせない。

では、どうすれば、患者は「伝えたくなる」のだろうか。

図表 9−4

患者とのコミュニケーションが口コミの発生を促進する

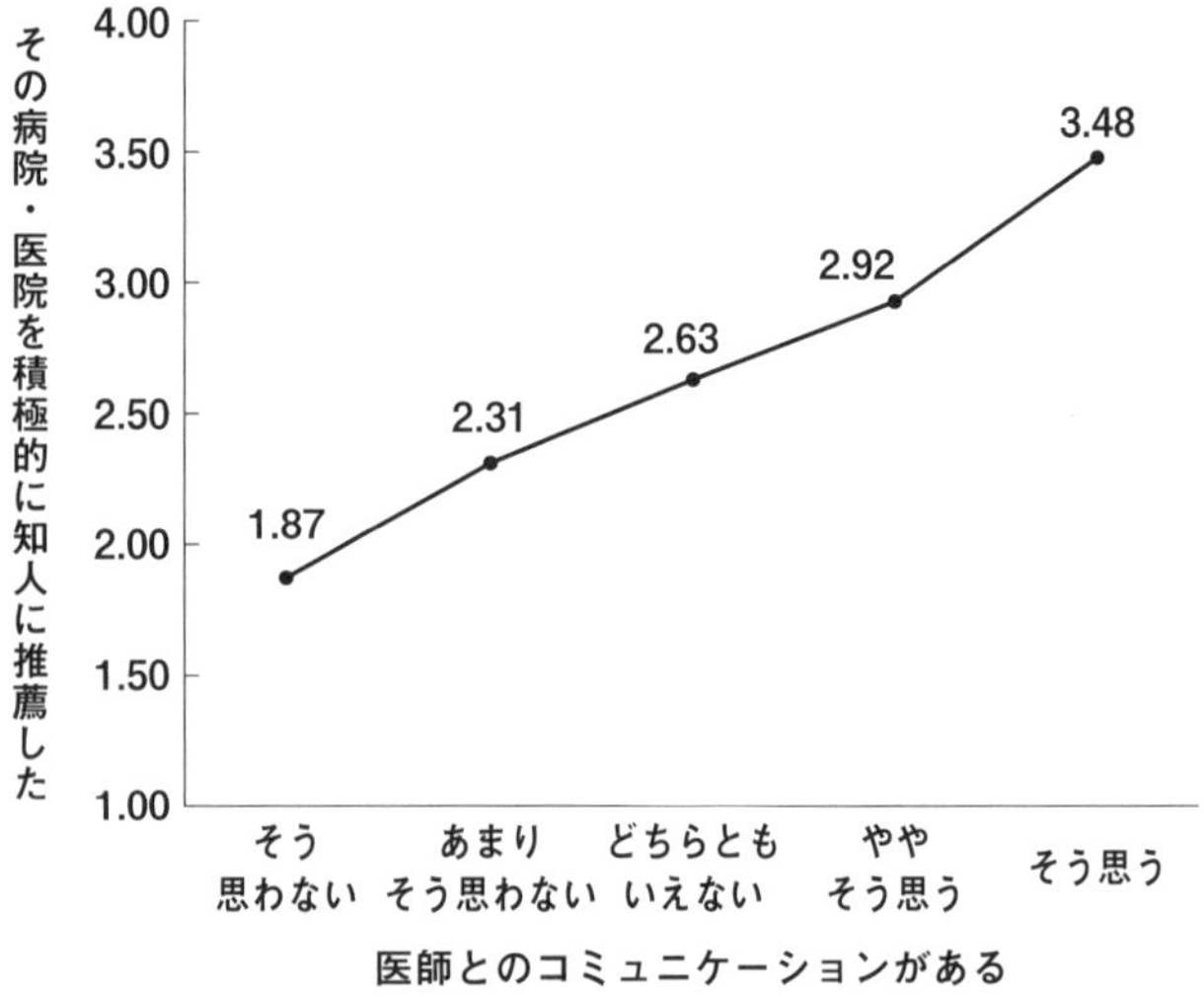

注：数字は、5ポイント尺度（「その通り」5 ～「違う」1）の平均値。
出所：全国生活者1200人調査（2022年8月）

①患者とのコミュニケーションを重視する

患者と医師とのコミュニケーションがある医療機関ほど、口コミが発生しやすい（図表9−4）。人と人とのコミュニケーションによって、医療者と患者の距離感が縮まるとともに、情緒的な「きずな」が生まれるからであろう。

既述のとおり、医療機関に関する口コミの多くは、コミュニケーションに関するものである。患者とのコミュニケーションを重視することによって、良い口コミが生まれる。

図表 9−5

患者の声を聞くことが口コミの発生を促進する

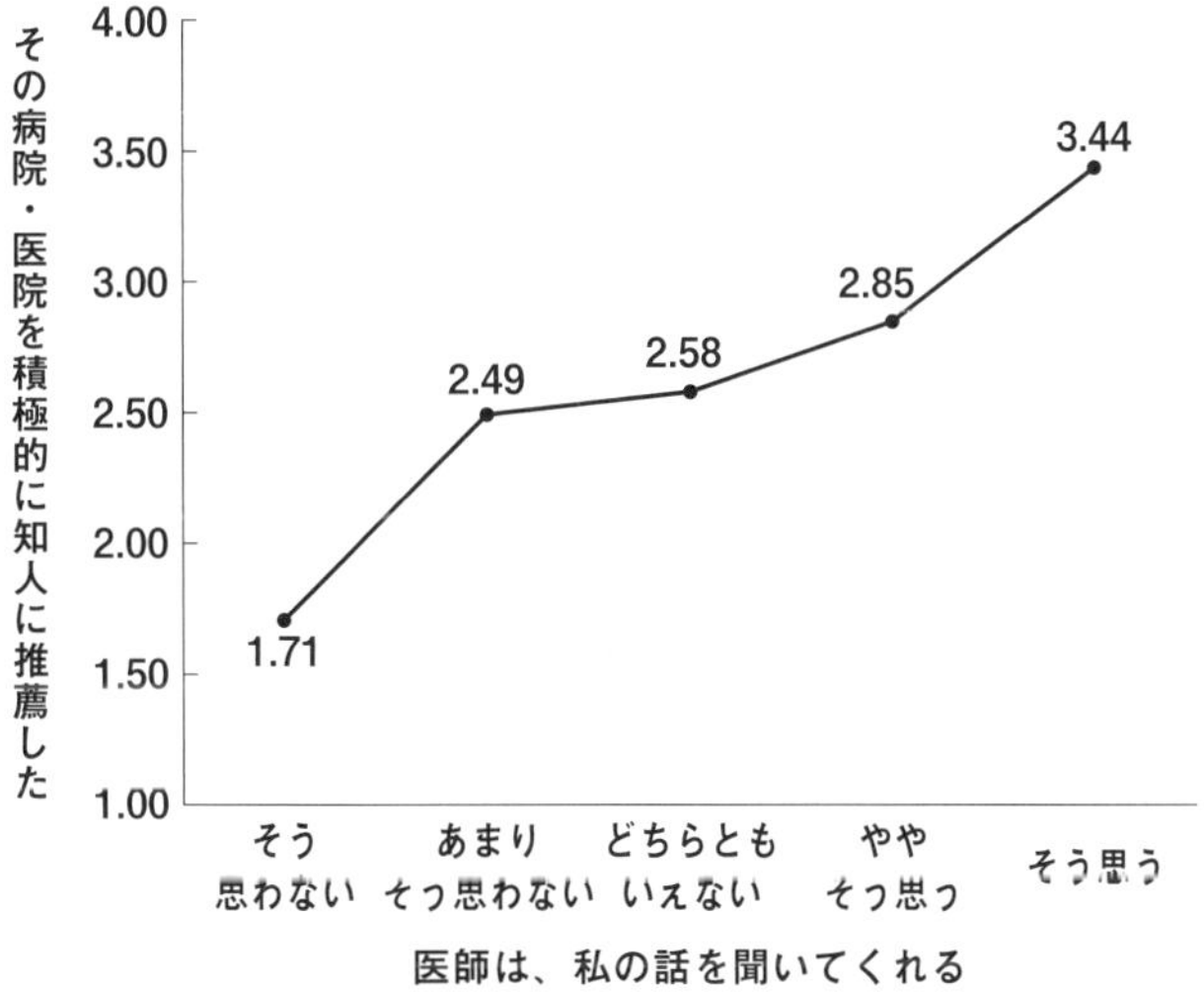

注：数字は、5ポイント尺度（「その通り」5 〜「違う」1）の平均値。
出所：全国生活者1200人調査（2022年8月）

②患者の声を聞く

顧客の意見に耳を傾けている医療機関ほど、口コミをしてもらいやすい（図表9－5）。顧客は、自分の要望や意見を聞いてもらうことによって、その医療機関との距離感が縮まるため、積極的に口コミをしてくれるようになるのだろう。医療者の「聞く力」は、口コミの発生にも結び付くということだ。

他にも、モニター制度やアンケートなどを導入して、患者の意見を聞くことも、口コミの発生につながるはずである。

図表 9−6

独自性・個性がある医療機関ほど、口コミが生まれやすい

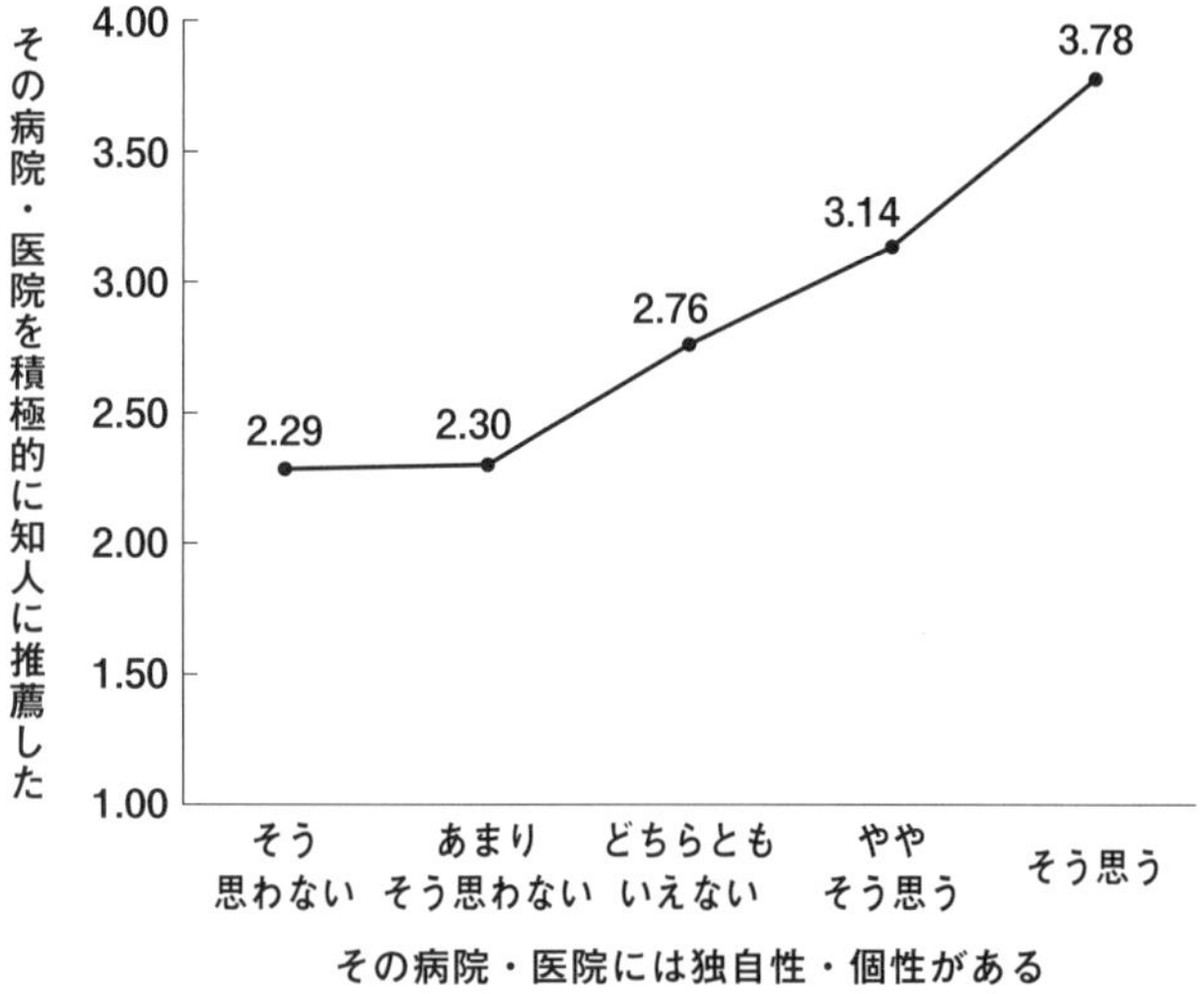

注：数字は、5ポイント尺度（「その通り」5 ～「違う」1）の平均値。
出所：全国生活者1200人調査（2022年8月）

③その医療機関に独自性・個性がある

人は、「独自性のある商品」や「個性的なサービス」を見つけると、自分がみつけたという優越感や、自分の選択眼を知ってほしいという感情から、人に伝えたくなる。

医療機関においても同様である。独自性や個性がある病院・医院ほど、口コミが生まれやすい（図表9－6）。

逆に、全国どこにでもあるような医療機関は話題になりにくい。**平均、平凡、普通は、口コミの発生においてNGワード**だ。口コミの発生を促進するためには、その〝医療機関ならでは〟の個性を生み出し、それを発信す

図表 9−7

満足した患者は、口コミをしてくれる

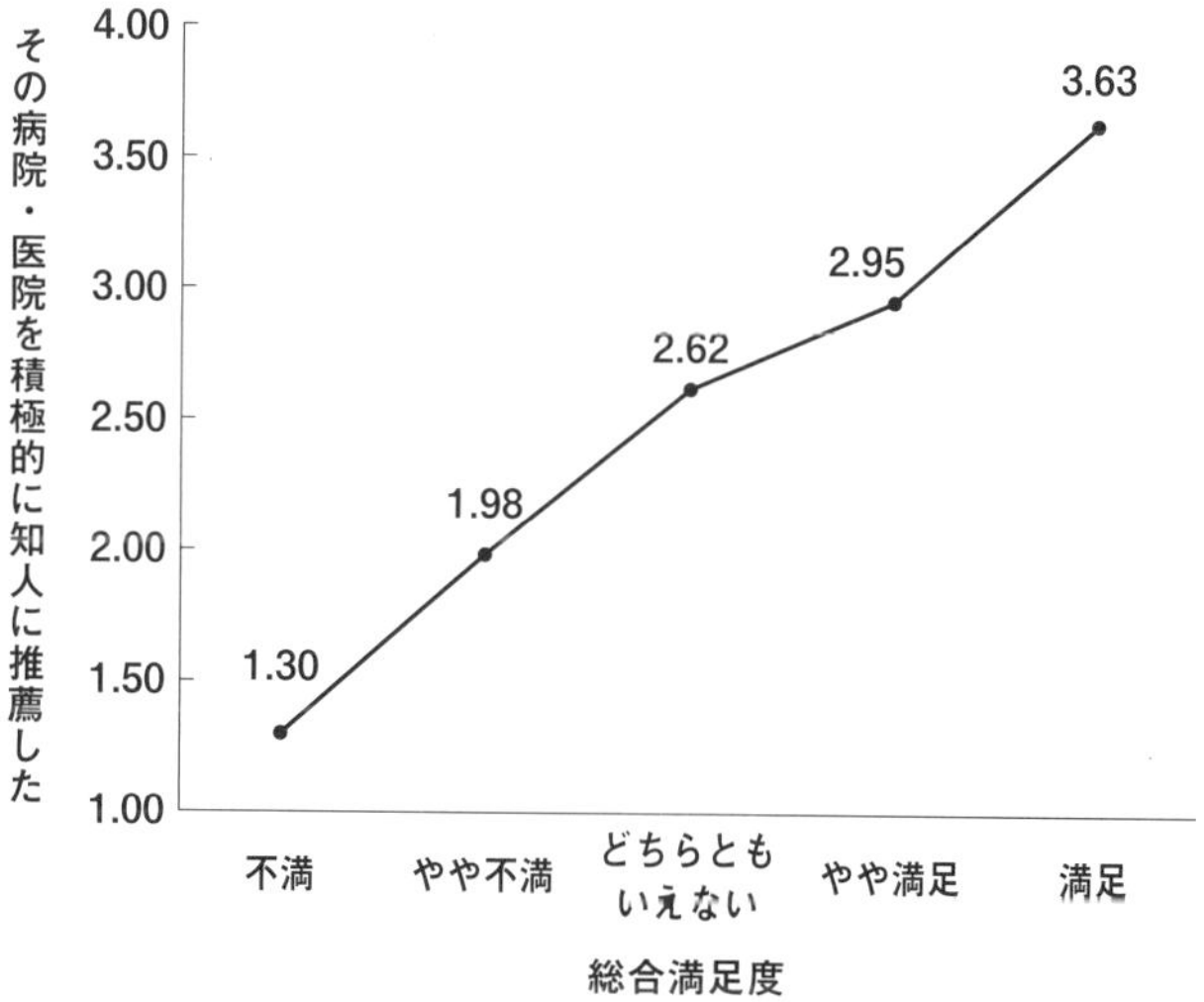

注：数字は、5ポイント尺度（「その通り」5 〜「違う」1）の平均値。
出所：全国生活者1200人調査（2022年8月）

ることが重要になる。

口コミの「ネタ」をあらかじめ顧客に提供してあげることも、口コミの発生促進に効果的だろう。たとえば、パンフレット、Ｗｅｂサイトのトップページに、自院の強みや個性などの**「口コミをしてほしいフレーズ」を掲載しておく**ことで、口コミが生まれやすくなる。

④患者満足度を高める

生活者は満足すると、他者にそのことを話したくなる。これには、「他者のため」と「自己のため」の大きく2つの理由がある。前者は、友人・知人と満足感を共有したいという「善意の感情」である。後者は、自分は魅力的な医療機関を知っているという「優越感」を味わうことや、「自尊心」を高めるためである。いずれにせよ、人は満足すると人に伝えたくなる。図表9－7に示すとおり、利用している医療機関に対する満足度が高まるほど、口コミの発生が促進される。今いる顧客に徹底的に満足してもらうことは、リピーターを増やすだけでなく、口コミによって、新しい顧客を生み出すことにつながるのである。**口コミをしてくれるのは、今そこにいる患者である。**目の前の患者を大切にしよう。

良い口コミ vs. 悪い口コミ

ここまで口コミのパワーや口コミの活用についてみてきたが、口コミは「良い口コミ」だけでなく、「悪い口コミ」があることも忘れてはいけない。**口コミは、両刃の剣である。**口コミの「連鎖のパワー」について先に述べたが、良い口コミと悪い口コミでは、どちらが連鎖のパワーは大きいのだろうか。

これまでの研究では、良い口コミよりも、悪い口コミの方が、その伝播力が高いことが知られている。良い体験よりも、悪い体験の方が印象に残りやすいからだろう。

「悪い口コミの方が、良い口コミよりも覚えている」（20代女性）

「悪い評判は記憶に残る」（50代女性）

人は、ポジティブな情報よりも、ネガティブな情報を重視しがちである。心理学者が「ネガティビティ・バイアス」と呼ぶ性向だ。嫌な出来事は、良かった出来事の2倍くらいの力があるといわれる（大石、２００９）。ライクヘルド（１９９８）によると「否定的なコメント１件の効果を相殺するためには、肯定的なコメントが少なくとも5件必要」だそうだ。

いずれにせよ、良い口コミに比べて、悪い口コミのパワーは強大だ。**悪い口コミは、地域に一気に広がり、医療機関の存立基盤をおびやかす**ことにもなる。

悪い口コミを抑制する方法

では、悪い口コミの発生を抑制することはできるのだろうか。できるとしたら、どのようにすればいいのだろうか。

ここで、「なぜ、悪い口コミが発生するのか」を考えてみよう。

多くの場合、人は苦情の持って行き場がないときに、悪い口コミを行う。たしかに、不満があっても、相手に不満を告げることができて、それが解消されれば悪い口コミは発生しない。不満を告げることができないでいると、不満はますます募り、それを解消するための「抜け道」として、悪い口コミが生まれることがある。

悪い口コミ
＝ 直接医療機関に文句を言うことができない不満を解消するための「抜け道」

ということは、**患者の不満を「苦情」（クレーム）という形で顕在化させ、それを聞くことができれば、悪い口コミの発生を最小限に抑えることができる**ということである。

不満への対応は早ければ早いほど効果的である。一番良いのは、対面で不満を聞くことだが、患者は医療機関に直接不満を言うのは苦手だ。「コメントカード」「相談窓口」といった患者の声を吸い上げる仕組みを設けることも重要である。いざ問題が生じたときに、患者が不満や苦情をできるだけ伝えやすいよう、普段から「患者満足保証」の姿勢を患者に周知し、「不満が生じたとしても、伝えれば対応してもらえる」という意識を持ってもらうことも必要だろう。

図表 9−8

苦情への対応がポイント

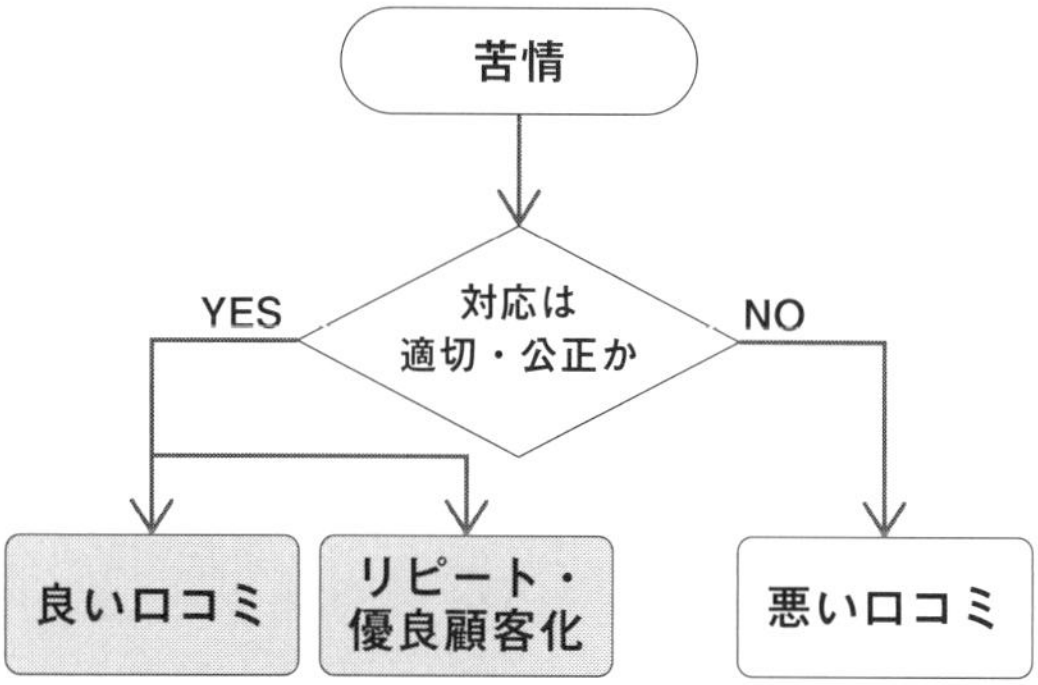

苦情への対応がポイント

もちろん、単に苦情を聞くだけでは不十分だ。対応がポイントになる。

苦情をただ聞き流し何ら対応をしない場合や、苦情への対応が不適切であれば、悪い口コミの発生は促進される。ごまかしたり、不誠実に対応をしたりすると、さらに信頼を失ってしまう。

逆に、苦情へ適切に対処することができれば、それをきっかけとして、顧客とのきずなが、今まで以上に太くなる。**苦情は、優良顧客を創造するチャンスにも、良い口コミを生み出すきっかけにもなる**のである（図表9−8）。

苦情は無料のコンサルティング

たしかに、苦情を聞くのは耳が痛いが、苦情を伝える人の多くは、医療機関の内部からは見えなかった「問題をみつけてくれる人」でもある。**「患者からのクレーム数の減少」を目標にすることは危険だ**ということだ。患者の不満を吸い上げようという意識が低下し、改善のための示唆が得られるクレームが顕在化しなくなる可能性がある。

「クレームに対して、つい面倒だな……と思ってしまう」（医師）

苦情は、患者の期待の裏返しである。その多くは建設的な批判である。苦情は無料のコンサルティングともいわれる所以だ。**苦情は処理するものではなく、活用するもの**である。

× 「苦情処理」 ↓ 苦情は処理するもの

○ 「苦情活用」 ↓ 苦情は活用するもの

患者は黙って去っていく

そもそも、大部分の患者は不満を感じても、それを直接医療機関に伝えてはくれない。**「サイレント・マジョリティ」**（無言の多数）である。

「患者は弱い立場です。苦情は言えませんでした」（50代女性）

何も伝えず、その医療機関には二度と来なくなる。**「患者は黙って去っていく」**ということだ。

苦情を医療機関に伝えることができなかった人は、その不満を解消するために、友人や知人に伝える。これが「悪い口コミ」だ。

図表9－9、10は、病院に関して不満に感じた経験がある人が、不満を「病院」や「知人、友人、家族」に伝えたか否かをみたものである。

「病院」に対して、不満を「伝えた」人はわずか2割弱にとどまる。不満があったとしても、8割が不満を病院には伝えていないということだ（図表9－9）。これが「サイレント・マジョリティ」である。

図表 9−9

不満を「病院」に伝えたか

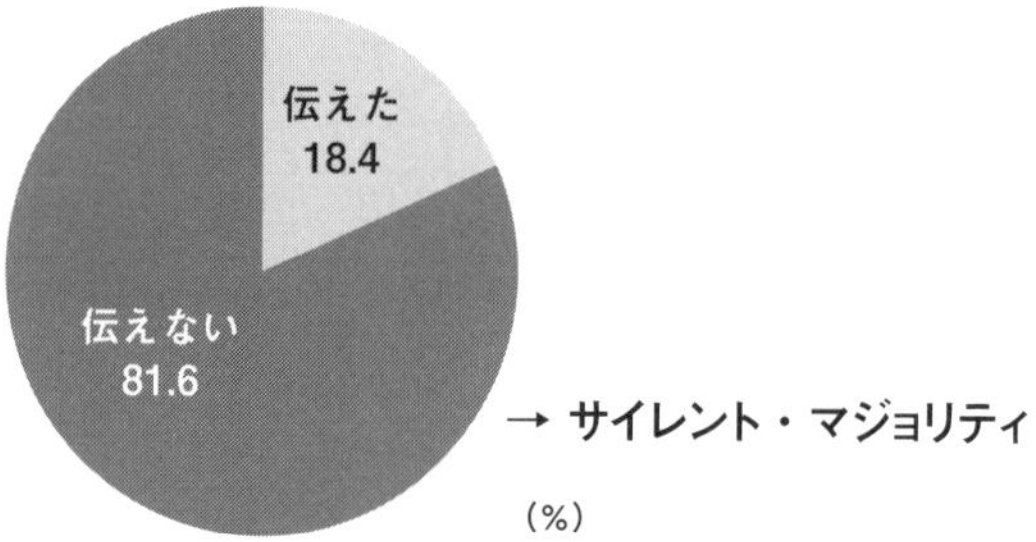

注：過去3年以内に病院に関して不満に感じた経験が「ある」479人対象
出所：全国生活者1000人調査（2013年12月）

図表 9−10

不満を「知人、友人、家族」に伝えたか

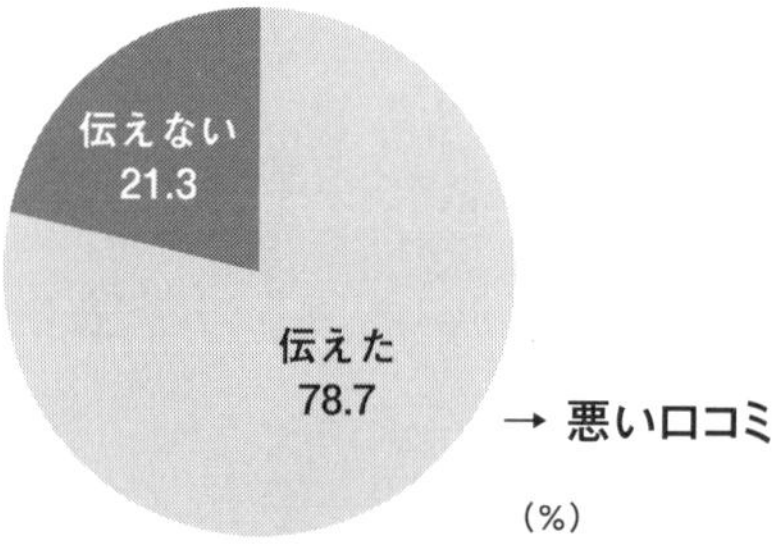

注：過去3年以内に病院に関して不満に感じた経験が「ある」479人対象
出所：全国生活者1000人調査（2013年12月）

一方、「知人、友人、家族」に対して、不満を「伝えた」人は8割弱に上っている（図表9－10）。「知人、友人、家族」に対して伝える不満＝「悪い口コミ」である。

長期的な信頼関係を築くチャンス

ここで取り上げている「苦情」と「悪意のクレーム」は異なる。暴言、脅迫、医療行為の妨害、攻撃的な行為、他の患者に迷惑を及ぼす行為、違法性のある行為など、「悪意のクレーム」「悪質なクレーマー」に対しては、弁護士や警察への相談、法的対応など、毅然とした対応が必要である。

だが、苦情を伝える患者・家族の大部分は、悪意を持つ人ではない。繰り返すが、**苦情の多くが患者の期待の裏返し**だ。苦情を医療機関に伝える人々は、今後ともその医療機関を使い続けたいと思っている人が大部分である。

顧客が不満を伝えてきたときこそ、長期的な信頼関係を築くチャンスなのである。

終章

医療者にも選ばれる病院・医院をつくる

自分が満足していない人は、他者を満足させられない

不満を持って働いている医療者が、本気で患者を満足させることができるだろうか。おそらく、難しい。不満な気持ちは、顔にも態度にも出る。満足をしていなければ、本物の笑顔は出ないはずだ。不満な気持ちで仕事をしていては、患者の心を引きつけることはできないだろう。

生活者に「理想の病院像」を聞いてみたところ、以下のような回答があった。

「病院のスタッフすべてが満足して働いている病院」

図表 終ー1

医療者満足度と患者満足度の関係（生活者調査）

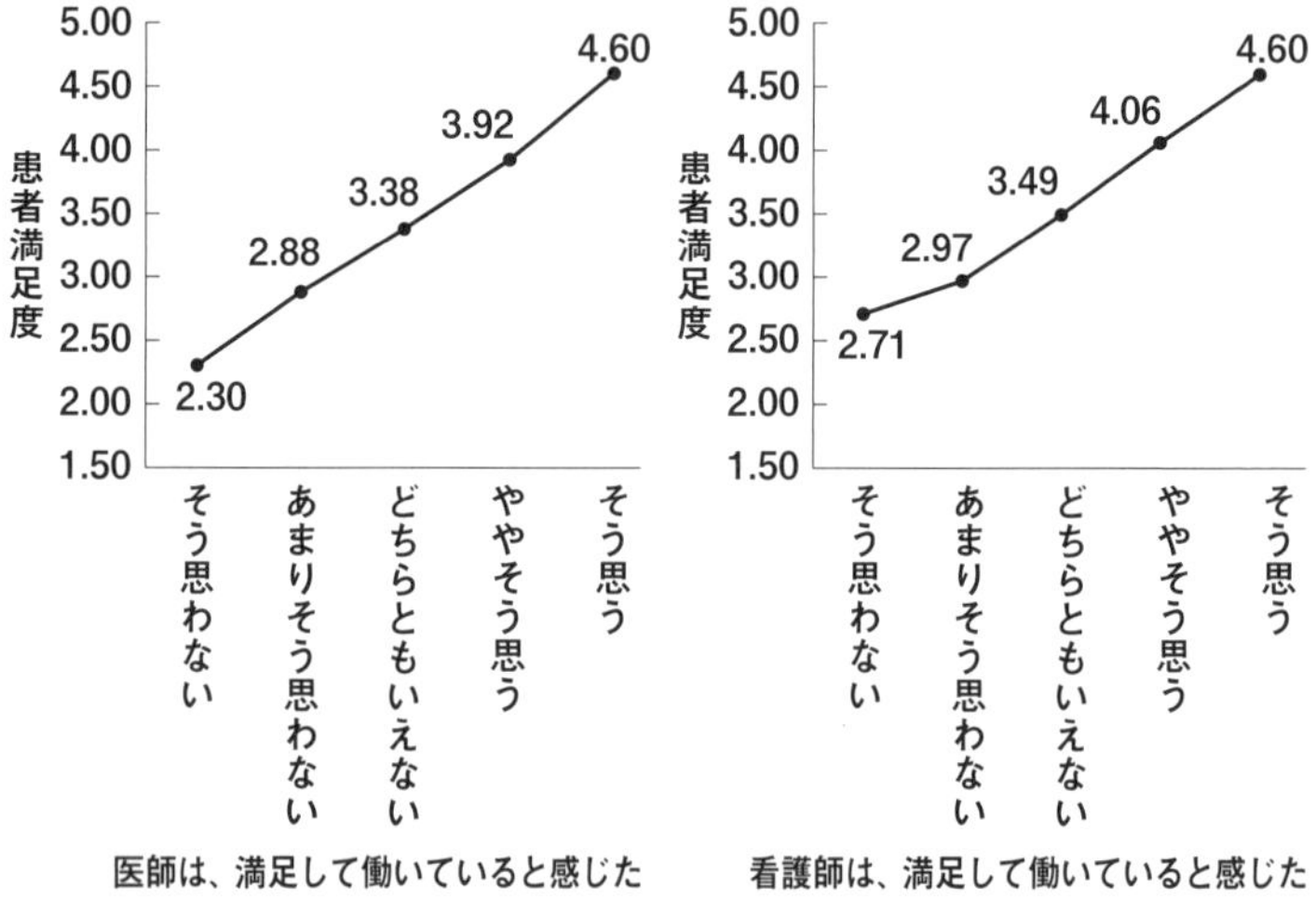

注：数字は、5ポイント尺度（「満足」5 ～「不満」1）の平均値。
出所：全国生活者1200人調査（2022年8月）

「スタッフに笑顔があること」

「スタッフが笑顔で働いている病院に悪いところは無いと思います」

生活者は、**医療者が満足して働いている医療機関に行きたい**ということだろう。患者に満足感を与えるためには、医療者も満足している必要がある。生活者に選ばれる医療機関は、医療者にも選ばれる医療機関だということである。

医療者の満足度と患者の満足度の関係

医療者の満足度と患者満足度の関係をデータからも検証してみよう。まずは、

図表 終－2

医療者の笑顔と患者満足度の関係（生活者調査）

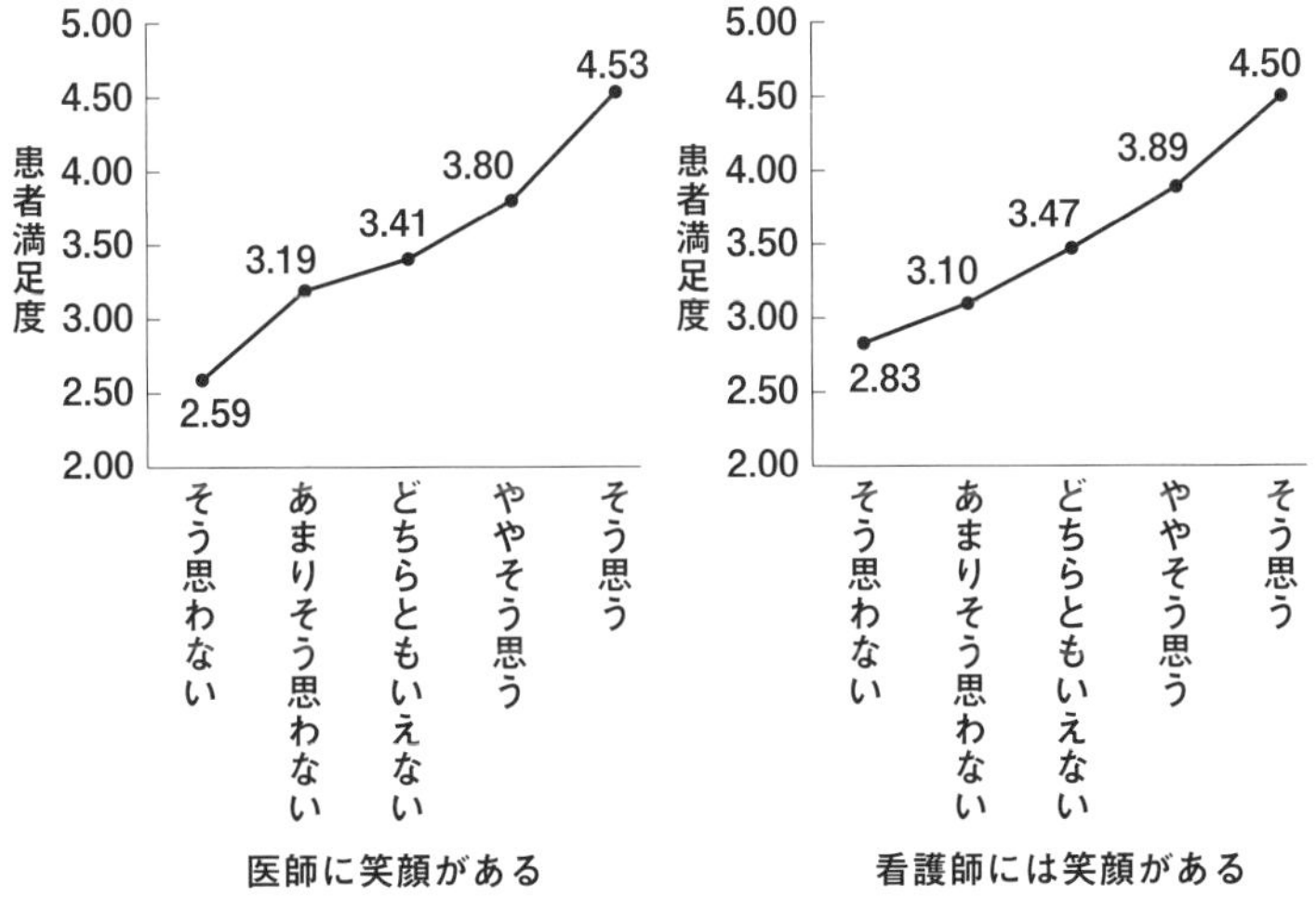

注：数字は、5ポイント尺度（「満足」5～「不満」1）の平均値。
出所：全国生活者1200人調査（2022年8月）

全国生活者調査の結果である。

図表終－1に示されるように、医師や看護師が満足して働いていると患者に認識される医療機関ほど、その医療機関を利用する患者の満足度は高くなっている。医療者の満足度が、患者の満足度につながるということだ。

また、図表終－2に示すとおり、「医療者（医師、看護師）の笑顔」と患者の満足度の間にも正の相関がみられる。医師や看護師の笑顔がある医療機関ほど、患者の満足度は高まるということだろう。

次に、全国看護師調査で得られたデータを利用して、看護師の視点から、医療者の満足度と患者満足度の関係を確認してみよう。

図表 終−3

看護師満足度と患者満足度の関係（看護師調査）

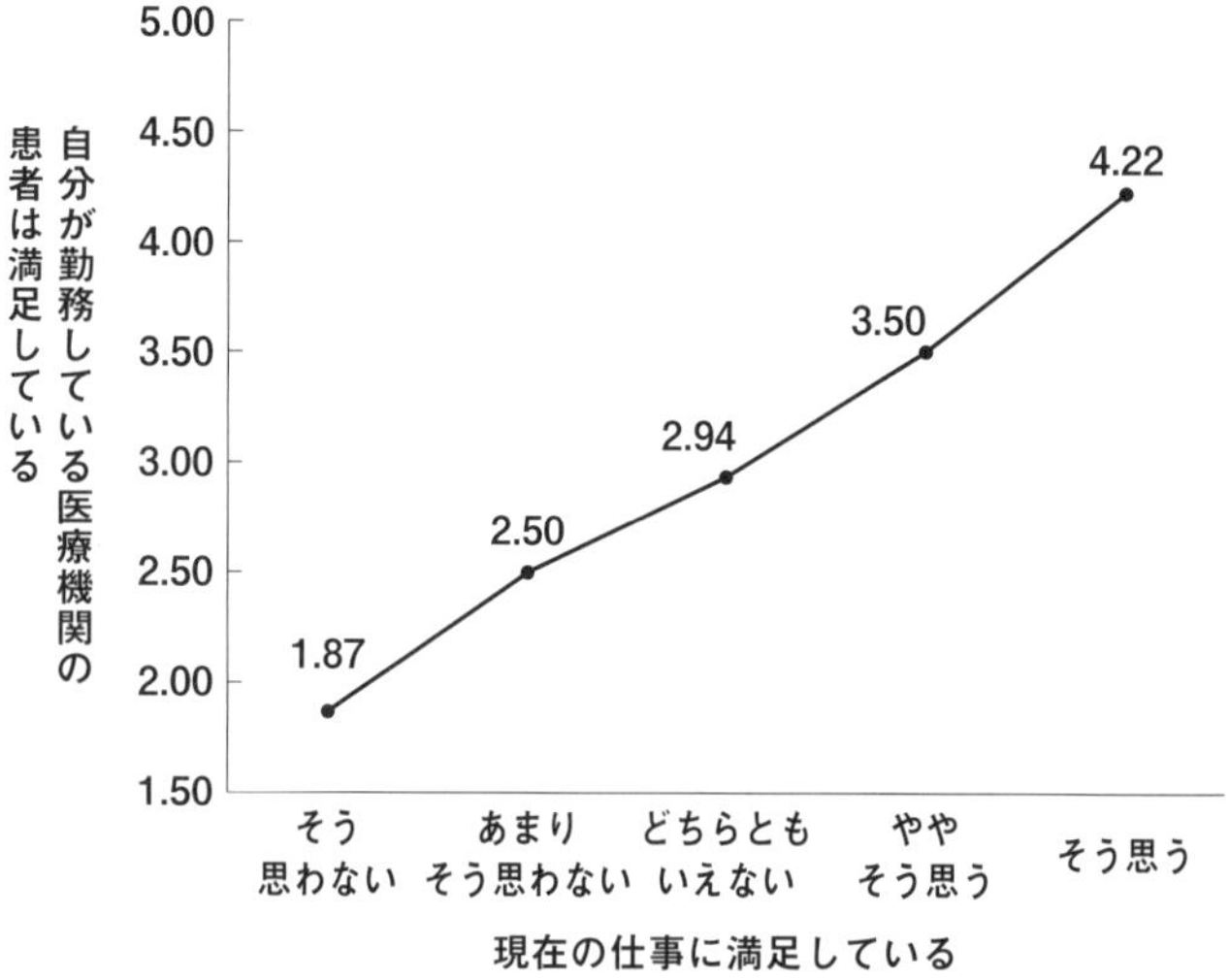

注：数字は、5ポイント尺度（「満足」5 ～「不満」1）の平均値。
出所：全国看護師1000人調査（2022年9月）

結果は、図表終ー3に示されているとおりである。現在の仕事に満足している看護師は、「自分が勤務する病院・医院の患者の満足度が高い」と認識している。

これらの結果から、「医療者満足度」と「患者満足度」は正の相関関係、すなわち、一方が増加すると他方も増加するといった関係にあることが示唆される。医療者の満足度が高くなれば、患者の満足度も高くなる。逆に、医療者の満足度が低ければ、患者の満足度も低くなるということだ。

「不満を持っている人は他者を不満にさせる、にギクッとしました」（看護師）

医療者も顧客の一部である

序章で医療機関の「顧客」は、患者・その家族・地域の生活者だと述べたが、ここまでの結果から示唆されることは、医療機関にとって、顧客は「患者」だけではない。その医療機関で働く「医療者」も顧客だと認識する必要があるということだろう。

「病院で働く人々も、顧客の一部であると思っています」（看護師）

選ばれる医療機関になるためには、「患者の満足度」だけでなく、「医療者の満足度」も向上させることが欠かせない。

いかに医療者満足度を高めるか

患者に選ばれる医療機関は、医療者の満足も高い医療機関である。では、どうすれば、医療者の満足度は高くなるのだろうか。

図表 終−4

私は、「　　　　　」ときに、仕事に満足を感じる（看護師調査）

順位	キーワード	出現頻度
1	笑顔	137
2	感謝	121
3	退院	69
4	ありがとう	47
5	元気	34
6	給料	31
7	回復	25
8	喜ぶ	21
9	満足	16
10	寄り添う	15

出所：全国看護師1000人調査（2022年9月）

私は、「　　　　　」ときに、仕事に満足を感じる

全国1000人の看護師に、上記の文中の空欄に自由に言葉を入れてもらった。

単語の出現頻度をみると、最も多いのが「笑顔」である。「感謝」がこれに続いている。以下、「退院」「ありがとう」「元気」の順である（図表終−4）。

●第1位　笑顔

……「患者の笑顔を見た」

●第2位　感謝

……「患者に感謝された」

●第3位　退院

図表 終ー5

患者と医療者の「笑顔のループ」

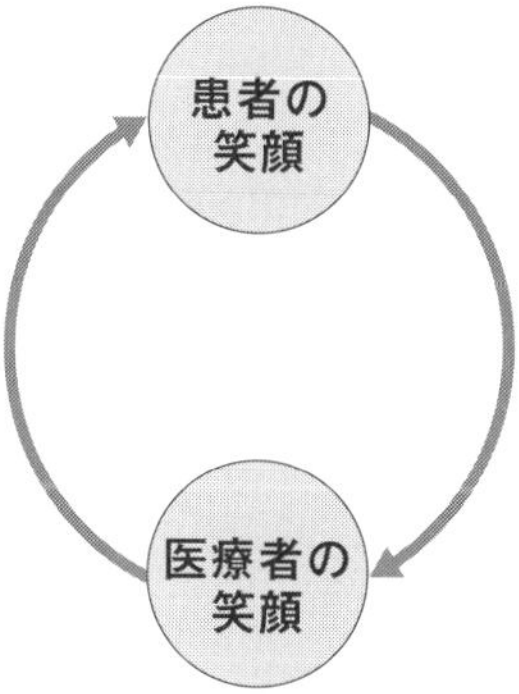

……「患者が退院した」

●第4位　ありがとう

……「患者にありがとうと言われた」

●第5位　元気

……「患者が元気になった」

「自分の努力が認められることがどれだけうれしいことか。人から感謝されることや褒められることは、人間だれしも持っている欲求なのです」（ステューダー、2011）

患者が、医療者に満足をもたらしてくれる。患者の笑顔が医療者の笑顔につながり、医療者の笑顔が患者の笑顔を生み出してくれるということである（図表終－5）。患者と医療者の笑顔のループは、両者のコミュニケーションの促進、心の健

図表 終−6

どのような要因が看護師の職場満足度に影響するのか

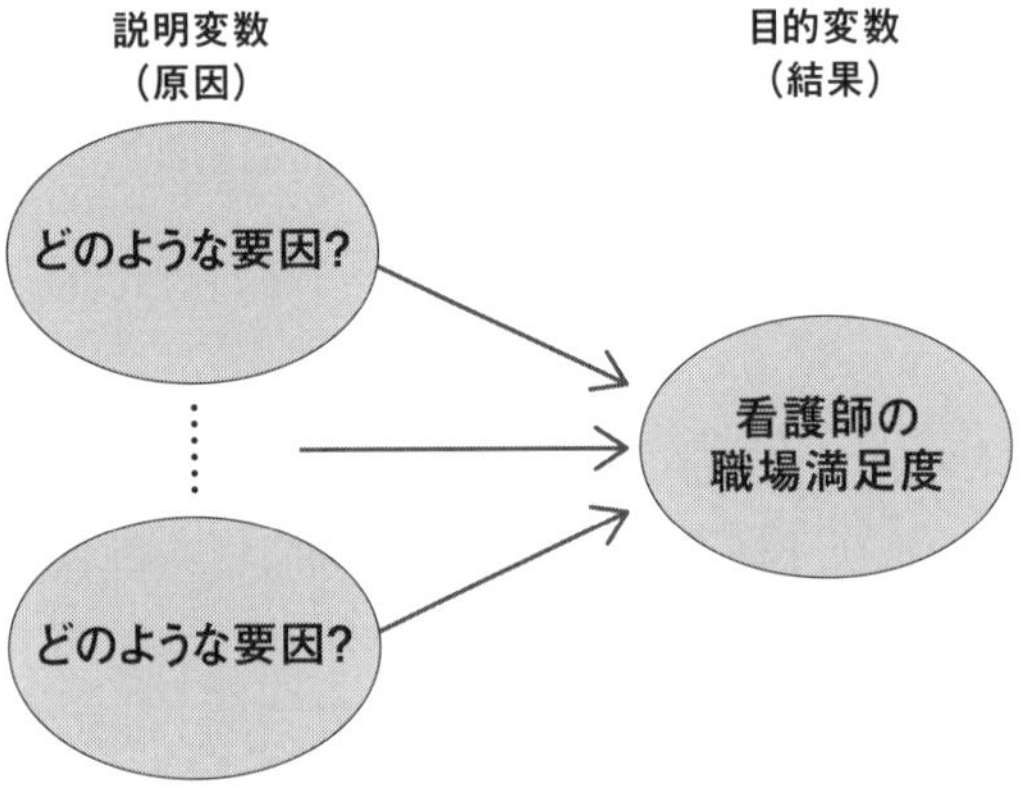

康促進にもつながっていくはずだ。

医療者の職場満足度の規定要因

次に、どのような要因が医療者の「職場」に対する満足度に影響をもたらしているかをみてみよう。全国の看護師調査を利用して分析を行った。

分析方法は、看護師が勤務する医療機関に対する諸評価（因子）を説明変数、職場に対する総合的な満足度を目的変数とする回帰分析である（図表終－6）。

分析結果は、図表終－7に示したとおりだ。多様な要因が看護師の職場に対する満足度に統計的に有意な影響を与えていることがわかる。

職場に対する満足度に最も大きな影響を与え

図表 終−7

看護師の職場に対する満足度の規定要因

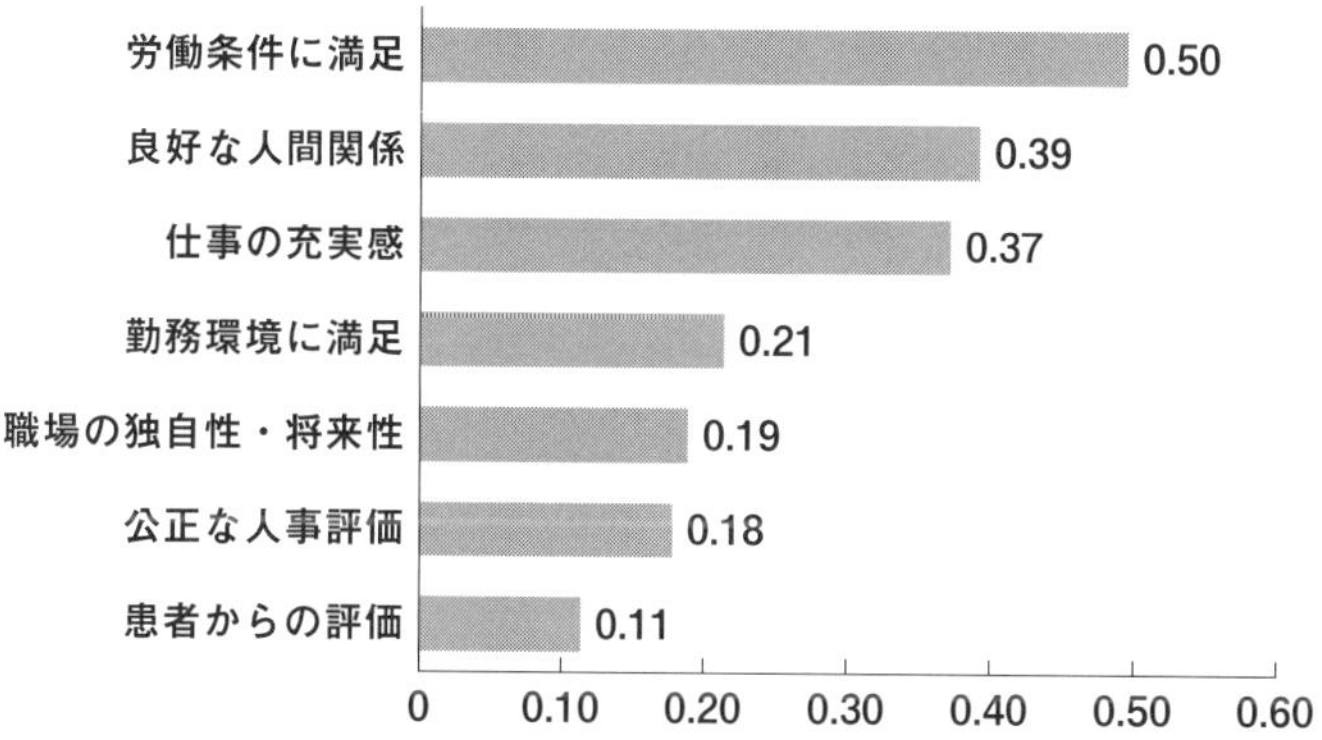

注：分析方法は、ステップワイズ回帰分析
数字は、標準化回帰係数。ここでは「職場への満足度」への影響度を示す。
出所：全国看護師1000人調査（2022年9月）

ている因子は、「労働条件に満足」である。次いで、影響を与えているのは「良好な人間関係」だ。その次に影響を与えているのは、「仕事の充実感」である。

以下、「勤務環境に満足」「職場の独自性・将来性」「公正な人事評価」、そして「患者からの評価」と続く。

「患者からの評価」が、看護師という仕事そのものの満足度につながることは既述のとおりであるが、患者からの評価は「勤務先」に対する満足度にも影響を与えている。

看護師の職場への満足度に影響を与えている各因子を構成する具体的な変数は、図表10−8に示すとおりである。これらの変数の評価を高めることによって、「職場としての医療機関」の満足度が向上するということである。

図表 終ー8

看護師の職場に対する満足度に影響する変数

因子	構成変数
労働条件に満足	労働時間に満足している 勤務体制に満足している 私は仕事に見合った給料をもらっている
良好な人間関係	笑顔があふれる職場である 職場のチームワークは良い 職場内の人間関係は良好である
仕事の充実感	仕事を通して自分の成長を感じる 現在の仕事は、自分の能力向上の機会になっている 自分の能力を活かせる仕事である
勤務環境に満足	職場の建物や施設は快適である 作業環境(施設・設備)に満足している 清潔な職場である
職場の独自性・将来性	勤務する医療機関の「強み」は明確である 勤務先は、特色のある医療機関である 勤務する医療機関の将来性に期待が持てる
公正な人事評価	自分の仕事は適切に評価されている 職場の人事評価に満足している 上司は仕事の成果について公正に評価している
患者からの評価	患者から、ありがとうと言われることが多い 患者からの感謝を実感できる 患者に満足してもらっている

注：「構成変数」は各因子への因子負荷量の上位3変数

医療機関のサービス・トライアングル

サービス業のマーケティングにおいては、企業と顧客の関係だけでなく、企業と従業者との関係、および、顧客と従業者の人間関係の重要性が指摘されている。顧客、従業員、企業を頂点とする**「サービス・トライアングル」**といわれる概念だ。

　医療においても同様である。本書のここまでの議論から、選ばれる医療機関に

図表 終−9

医療機関の「サービス・トライアングル」

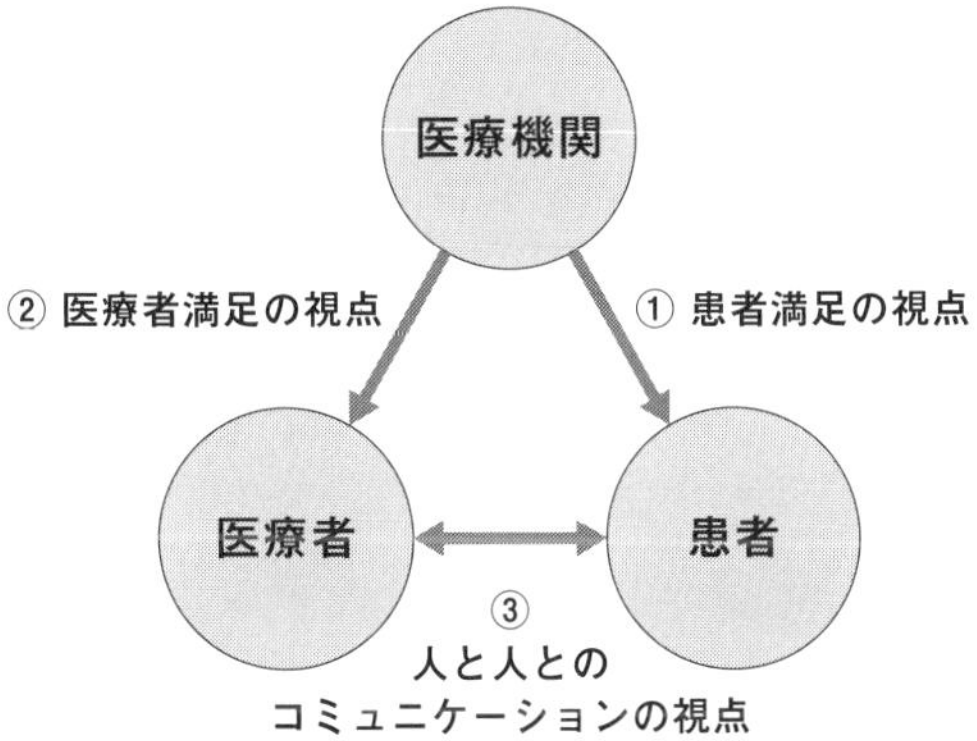

なるためには、医療機関のサービス・トライアングル（図表終－9）、すなわち、次の3つの視点からのマーケティングが欠かせないことが明らかである。

① 医療機関による「患者（その家族、地域の生活者）」を対象としたマーケティング。患者満足度を高める（図表終－9の①）。

② 医療機関による「医療者（医師、看護師、医療スタッフ）」を対象としたマーケティング。医療者満足度を高める（図表終－9の②）。

③ 「医療者」（人）と「患者」（人）との人的コミュニケーションによるマーケティング。人と人との心通うコミュニケーションを大切にする（図表終－9の③）。

図表 終−10

医療機関の進化

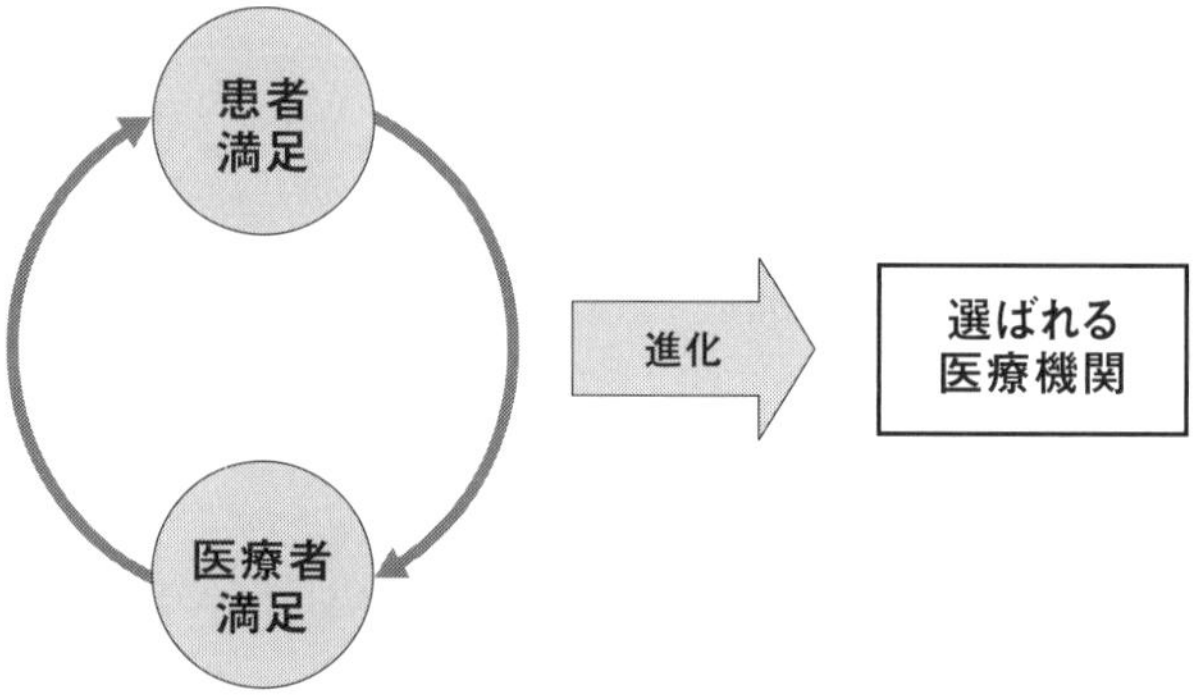

マーケティングで大切なのは継続力

ここまで本書で示したとおり、医療者と患者の人的コミュニケーションが、両者の「壁」を解消し、患者の満足度を高める。患者の満足度が高まれば、医療者の満足度も高まる。医療者の満足度が高まれば、患者の満足度も高まる。

患者満足と医療者満足のループを循環させることが、「選ばれる医療機関」「地域に愛される医療機関」になるためのカギになるということだ。

この好循環のループを回し続けることによって、医療機関は進化していくはずである（図表終－10）。マーケティングで大切なのは、「瞬発力」ではない。「継続力」だ。

本書では、その方向性を考えてきた。あとは、どれだけ実践に移せるかだろう。医療機関の方々の前向きなチャレンジに期待したい。
医療機関が元気になれば、生活者や地域も元気になるはずだ。

おわりに——未来の病院

マーケティングには、地域を元気にする力がある。マーケティング研究で、「地域の元気」に貢献したい。このような思いで、今日まで研究を続けてきました。

「人を元気にする病院は、地域を元気にする力を持つはず」

「マーケティングの発想を有する医療機関が増えることで、地域はもっと元気になる。地域の生活者は幸せになるのではないか」

これが、本書を書いた動機です。

「人々の健康」も「地域の健康」も、医療機関なしには考えられません。医療従事者の方々の献身的な努力によって、地域の生活が支えられています。

本文でも述べましたが、生活者や患者にとって、医療機関は単なる「治療業」ではありません。生活者が求める価値から再定義すると「不安解消業」です。

生活者が医療機関に求めているのは、痛みを和らげることだけでなく、不安を和らげることです。医師の言葉には、患者の身体と心を癒やす力があります。患者に選ばれるのは、「なおす」だけの医療機関ではなく、身体と心を「癒やす」医療機関です。「不安解消業」と考えると、医療機関が社会にもたらす価値は、無限大かもしれません。

本書の「はじめに」で、次のように書きました。

「はたして、未来の辞書に『病院』という言葉は、どのように定義されているだろうか。」

過去の辞書を再掲しましょう。

（過去の辞書）　びょういん【病院】　大勢の患者を収容して診察・治療を行う施設

本書のおわりに「未来の辞書」を、そっと開いてみましょう。希望を込めて、このように書かれていてほしいと思います。

（未来の辞書）　びょういん【病院】　そこに行くと、不安が解消される場所。
元気になれる場所

このような医療機関がある地域で、人々は生活したいはずです。不安解消の先には「安心」があり、安心の先には「人々の元気」と「幸せな暮らし」があります。こう考えると、医療機関は「幸せ創造業」なのかもしれません。医療が崇高な仕事であることを、あらためて実感します。

もちろん、このような医療機関が増えていくには、様々なハードルがあるかもしれません。一朝一夕に、未来の辞書にある病院は生まれません。

大切なのは、それぞれの医療機関が、ありたい姿を明確にして、進化を続けることだと思います。進化の先には、「未来の病院」「未来の医院」が、きっとあるはずです。

本書が、生活者に選ばれる医療機関、地域から愛される医療機関の増加に貢献できれば、これほどうれしいことはありません。

岩崎邦彦

参考文献リスト

アル・ライズ、ローラ・ライズ『ブランドは広告でつくれない 広告vsＰＲ』翔泳社、２００３年

磯部光章『話を聞かない医師 思いが言えない患者』集英社、２０１１年

岩崎邦彦『世界で勝つブランドをつくる：なぜ、アメーラトマトはスペインで最も高く売れるのか』日本経済新聞出版、２０２１年

岩崎邦彦『農業のマーケティング教科書：食と農のおいしいつなぎかた』日本経済新聞出版社、２０１７年

岩崎邦彦『引き算する勇気：会社を強くする逆転発想』日本経済新聞出版社、２０１５年

岩崎邦彦『小が大を超えるマーケティングの法則』日本経済新聞出版社、２０１２年

岩崎邦彦『スモールビジネス・マーケティング：小規模を強みに変えるマーケティング・プログラム』中央経済社、２００４年

大石繁宏『幸せを科学する：心理学からわかったこと』新曜社、２００９年

大竹文雄、平井啓『医療現場の行動経済学：すれ違う医者と患者』東洋経済新報社、２０１８年

小野譲司『顧客満足［ＣＳ］の知識』日本経済新聞出版社、２０１０年

北原茂実『「病院」がトヨタを超える日：医療は日本を救う輸出産業になる！』講談社、２０１１年

クィント・ステューダー、鐘江康一郎（翻訳）『エクセレント・ホスピタル：メディカルコーチングで病院が変わる』、ディスカヴァー・トゥエンティワン、２０１１年

桑原晃弥『スティーブ・ジョブズ全発言：世界を動かした１４２の言葉』ＰＨＰ研究所、２０１１年

グレッグ・マキューン、高橋璃子（翻訳）『エッセンシャル思考：最少の時間で成果を最大にする』かんき出版、２０１４年

近藤隆雄『新版 サービスマネジメント入門：商品としてのサービスと価値づくり』生産性出版、２００４年

近藤光雄、大竹延幸、島崎哲彦『課題解決型マーケティング・リサーチ 事例編』生産性出版、２００８年

酒井隆、酒井恵都子『マーケティングで使う多変量解析がわかる本（実務入門）』日本能率協会マネジメントセンター、２００７年

榊原哲也『医療ケアを問いなおす：患者をトータルにみることの現象学』筑摩書房、２０１８年

里見清一『医者と患者のコミュニケーション論』新潮社、２０１５年

杉本ゆかり『患者インサイトを探る：継続受診行動を導く医療マーケティング』千倉書房、２０２０年

孫大輔『対話する医療：人間全体を診て癒すために』さくら舎、２０１８年

ダニエル・ゴールマン、土屋京子（翻訳）『フォーカス』日本経済新聞出版社、２０１５年

ピーター・ドラッカー（野田一夫・村上恒夫監訳）『マネジメント：課題・責任・実践』ダイヤモンド社、１９７４年

広井良典『持続可能な医療：超高齢化時代の科学・公共性・死生観』筑摩書房、２０１８年

病院マーケティングサミットＪＡＰＡＮ（編）『小倉記念病院のＶ字回復に学ぶ 最高収益を生み出す 病医院マーケティング』日経ＢＰ、２０２１年

Ｒ・Ｐ・フィスク、Ｊ・ジョン、Ｓ・Ｊ・グローブ、小川孔輔・戸谷圭子（監訳）『サービス・マーケティング入門』法政大学出版局、２００５年

フレデリック・Ｆ・ライクヘルド『顧客ロイヤルティのマネジメント：価値創造の成長サイクルを実現する』ダイヤモンド社、１９９８年

フレッド・ライクヘルド、ロブ・マーキー『ネット・プロモーター経営：顧客ロイヤリティ指標ＮＰＳで「利益ある成長」を実現する』プレジデント社、２０１３年

フレッド・ライクヘルド『顧客ロイヤルティを知る「究極の質問」』ランダムハウス講談社、２００６年

前田泉・徳田茂二『患者満足度：コミュニケーションと受療行動のダイナミズム』日本評論社、２００３年

前田泉『待ち時間革命』日本評論社、２０１０年

真野俊樹『医療マーケティング 実践編』日本評論社、２００９年

真野俊樹（編集）『わかりやすいメディカルマーケティング』中外医学社、２０２２年

松平千佳（編著）『ホスピタル・プレイ入門：Hospital Play Specialist という仕事』建帛社、２０１０年

ミヒャエル・エンデ『モモ』岩波書店、２００５年

ヤン・カールソン『真実の瞬間 ＳＡＳ（スカンジナビア航空）のサービス戦略はなぜ成功したか』ダイヤモンド社、１９９０年

和田充夫、恩藏直人、三浦俊彦『マーケティング戦略〔第６版〕』有斐閣、２０２２年

岩崎 邦彦（いわさき くにひこ）

静岡県立大学経営情報学部教授・学長補佐・地域経営研究センター長。専攻は、マーケティング。とくに、地域に関するマーケティング問題を主な研究テーマとしいる。これらの業績により、日本観光研究学会賞、日本地域学会賞、世界緑茶協会O-CHAパイオニア学術研究大賞、商工総合研究所中小企業研究奨励賞などを受賞。著書に、『地域引力を生み出す観光ブランドの教科書』『小さな会社を強くするブランドづくりの教科書』『農業のマーケティング教科書：食と農のおいしいつなぎかた』『小が大を超えるマーケティングの法則』『スモールビジネス・マーケティング』などがある。

医療のマーケティング教科書

どうすれば「選ばれる病院・医院」になれるのか

2023年10月4日　1版1刷

著　者	岩崎 邦彦
	©Kunihiko Iwasaki, 2023
発行者	國分 正哉
発　行	株式会社日経BP
	日本経済新聞出版
発　売	株式会社日経BPマーケティング
	〒105-8308　東京都港区虎ノ門4-3-12
印刷・製本	三松堂印刷
デザイン	鈴木大輔・江﨑輝海・仲條世菜（ソウルデザイン）
D T P	マーリンクレイン

ISBN978-4-296-11846-5　Printed in Japan

本書籍に関するお問い合わせ，ご連絡は下記にて承ります。
https://nkbp.jp/booksQA